T0355863

Mujeres madres

Mujeres madres

Lucía Ruz

VERGARA

Papel certificado por el Forest Stewardship Council®

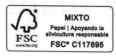

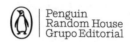

Primera edición: junio de 2024

Printed in Spain – Impreso en España

ISBN: 978-84-19820-25-9
Depósito legal: B-7.049-2024

Compuesto en Comptex&Ass., S. L.
Impreso en Black Print CPI Ibérica
Sant Andreu de la Barca (Barcelona)

VE 20259

ÍNDICE

Introducción:

Lo sé. A mí tampoco me lo habían contado

La maternidad es como la Luna. Todos, hombres y mujeres, saben que existe e incluso pueden imaginarse cómo es. Les han contado cosas y hasta enseñado imágenes y vídeos de la Luna, pero nadie ha estado allí. Bueno, casi nadie.

La maternidad es un territorio que, aunque nos parece que puede estar poblado de muchas mujeres, se torna prácticamente desértico cuando das tus primeros pasos en él. Y cuando te sientes segura en tus pisadas y decides levantar la mirada, lo que ves no se parece nada a lo que te habían dicho ni a lo que habías creído.

Lo curioso es que, como señaló Adrienne Rich, toda vida humana en el planeta proviene de una mujer. Debería ser, por tanto, un territorio común y conocido. Sin embargo, cuando una mujer se convierte en madre, se embarca en una travesía por un terreno sin explorar y se pregunta por qué nadie le había hablado de esto antes.

Y es que la maternidad no se reduce a ser madre y tener hijos que dependen de ti. No empieza y acaba en los hijos. Va más allá: es el proceso más transformador que puede vivir una persona a lo largo de su vida. Ni siquiera la paternidad puede asemejarse a este proceso. Ser madre nos cambia. Nos rompe, nos cura, nos conecta con nuestra esencia más primitiva. Sin embargo, al intentar explicar nuestra experiencia a los que no la viven, las madres nos encontramos ante la imposibilidad de ponerle palabras a un hecho tan grandioso.

La dificultad de describir la maternidad para el mundo radica en varios aspectos. En primer lugar, cada maternidad es única, mi experiencia puede no parecerse a la tuya. Cada una tenemos nuestra propia batalla. Además, la maternidad está plagada de sentimientos de culpa, tanto la autoimpuesta como la social, que nos impiden hablar con franqueza sobre ella. A menudo, las mujeres se ven presionadas a ser en todo momento *seres de luz*, radiantes y agradecidas por haber podido reproducirse, ya que si decimos abiertamente que nuestros hijos son a ratos insoportables, de inmediato se nos tacha de malas madres, como si no los quisiéramos. Si te quejas, te sueltan eso de «haberlo pensado antes». Si no puedes conciliar, es que no te organizas bien, y así con todo.

En su libro *Un trabajo para toda la vida*, la autora canadiense Rachel Cusk escribe que «ella ve la maternidad como una amenaza que te señalará como desigual». A pesar de lo cruda o fría que pueda sonar esta afirmación, es una realidad que ser madre marca a las mujeres de manera inigualable, no solo en comparación con los hombres, sino incluso frente a otras mujeres que no son madres. Si eres madre, ya eres desigual, para siempre, y no necesariamente en un mal sentido, pero has entrado en un nuevo territorio. Con el tiempo conseguirás entrar y salir de él, a ratos, y serás capaz de volver al territorio común que puebla el resto de los hombres y las mujeres. En este espacio podrás ser mujer, pero sabiendo que el territorio de madre te espera y reclama. Esas tierras que como madre has conquistado se tornan áridas si no estás. Así que difícilmente podrás abandonarlas.

Nos han educado con manuales para casi todo en la vida, pero no existe un manual definitivo sobre la maternidad que nos aclare cómo ser madres. La realidad es que ningún manual abarca la totalidad de la experiencia de la maternidad. Necesitamos escuchar más relatos reales de mujeres reales para comprender que no estamos solas en nuestras vivencias. Tenemos el deseo y la necesidad de poder hablar sin censuras, sin juicios, sin la obligación de justificar lo que sentimos y experimentamos. Necesitamos compartir nuestra historia con otras mujeres para que se sientan comprendidas y aceptadas. La maternidad es un proceso con muchas caras, y todas ellas son válidas. Así que no buscamos un manual que nos diga cómo ser madres, lo que buscamos es liberarnos de manuales. Que nadie nos diga cómo actuar y cómo no, cómo nos podemos vestir y cómo no. Cómo podemos hablar y cómo no. De qué podemos quejarnos y de qué no.

Si en vez de depender de los manuales conectásemos con nuestro instinto, cosa a la que no estamos acostumbradas porque, a lo largo de la historia, social y culturalmente se ha alejado a la mujer de sus instintos, cuando llega la maternidad, con su indiscutible componente animal e instintivo, nos aferraríamos a nuestra propia naturaleza, pero en vez de eso acudimos a manuales que nos dicen qué hacer durante el embarazo, cómo parir, cómo dar la teta, cómo es la crianza positiva, cómo hablarles a tus hijos, cómo acompañar sus rabietas, y un sinfín de cuestiones más que nos llenan la cabeza de información, pero seguimos igual de perdidas que al principio. Y aunque la información disponible es muy valiosa, disponemos de tanta y es tal el huracán que la maternidad genera que no es sencillo mantener la claridad mental y la energía física necesarias para seleccionar entre toda la información a nuestro alcance aquella que nos permita tomar decisiones informadas y válidas.

Sabemos que la única constante es el cambio, por lo tanto, deberíamos aceptar que lo que hoy considero válido en mi maternidad, mañana puedo no verlo del mismo modo. Puedo dejarme guiar por mi instinto y puedo escuchar historias de otras mujeres. Puedo y debo rodearme de mujeres porque la maternidad solo la entienden otras madres. Entonces, cuando escuchas de boca de otras mujeres que a ellas también se les agrietó el pezón al iniciar la lactancia o que sufrieron depresión posparto, o que hablan sobre los diferentes apegos que se producen entre el primer hijo y los siguientes, o que reflexionan sobre la pérdida gestacional y el duelo, verás que no estás sola. Incluso puede que encuentres consuelo, compañía y alivio.

A este punto solo podremos llegar cuando dejemos de enjuiciar otras maternidades. Cuando dejemos de pensar que tenemos que *vender* una maternidad ideal. Y dejemos de ser hipócritas cuando afirmamos que hablamos de maternidad real, pero nos quedamos en la capa superficial y seguimos escondiendo muchos temas y problemas que nos afectan a las mujeres cuando nos convertimos en madres. Maternidad real no es contar en las redes sociales que fuisteis a un restaurante y tus hijos no se portaron bien. Maternidad real no es contar que hace dos años que no duermes. Esto es real, por supuesto. Pero no es solo eso. Maternidad real es hablar de duelo. De depresión posparto. De pérdida gestacional. Es expresar cuánto te ha dolido perder a la mujer que eras. De cuánto te cuesta reencontrarte en tu nuevo cuerpo. De cómo ha cambiado tu deseo sexual, de la diástasis abdominal, de cuánto se te hincha la barriga y de lo difícil que es mirar la cicatriz de la cesárea. De cuántas amistades has perdido. Cuántas has ganado. De lo sola que te has sentido y de cómo esa soledad te ha ayudado a resurgir en otra versión de ti misma.

Estos son solo unos ejemplos. A cada una nos tocan unas cosas. Y no me refiero a que te pongas a publicar en redes sociales fotos de las estrías que se te han quedado en la barriga, si no quieres. Pero hazles un favor a otras mujeres y habla con ellas de esto. Ayúdalas a normalizar lo que les pasa. No te escondas como una mujer que también es madre.

Por esto decidí darle un cambio radical a mi vida.

Tenía veintiséis años, trabajaba en una multinacional con unas buenas condiciones económicas, vivía de alquiler en un pequeño apartamento en primera línea de playa, así que empezaba el día con un paseo con mi perra a la orilla del mar, y me acababa de comprar una casa en mi ciudad natal, Sevilla, con mi pareja.

Era Navidad, y tras una cena con amigos, mi marido —novio en aquel entonces— me dijo que se sentía preparado para ser padre. Él ya sabía que yo quería ser madre, un deseo que anteponía a mi carrera profesional, aunque entonces no me imaginaba ni por asomo cómo la maternidad cambia profundamente intereses, pensamientos y prioridades. Yo no lo presionaba porque tampoco me importaba esperar a que él estuviese preparado, al fin y al cabo, todavía estaba en mi ventana fértil. De no haber sido así, probablemente la situación hubiese sido diferente. El caso es que en pocos meses me quedé embarazada de mi primera hija, Gala. Seguía con mis paseos por la playa, con el trabajo, y aunque mi vida en apariencia no se vio muy alterada durante el embarazo, dentro de mí no solo se estaba gestando un bebé, también un cambio profundo de la mujer que era.

Siempre he sido inquieta y curiosa, así que, a punto de atravesar la experiencia más transformadora de mi vida, no iba a dejar de investigar al respecto. Empecé a leer y devorar libros y artículos sobre maternidad. Quería saber qué me esperaba, dónde me metía. Encontré mucha información relativa al embarazo y el parto: todas las fases de desarrollo del bebé, qué síntomas yo podría experimentar, qué debía comer y qué no, cuáles serían mis limitaciones, cómo debía prepararme para el parto, cómo hacer un plan de parto, cómo escoger un buen profesional de la ginecología (de la matrona se hablaba poco a pesar de la importancia de su papel), cómo preparar la bolsa para el hospital, qué silla de coche era la mejor, qué mochila de porteo, qué cuna de colecho (aunque nunca llegues a usarla), y un sinfín de información con la que debería sentirme superpreparada para afrontar el embarazo, el parto, el posparto, y si lo estiramos, también la crianza. Hay muchísima información. Valiosa, valiosísima. Si lees todos los manuales disponibles podrás adquirir el conocimiento equivalente al de un máster en nutrición infantil, psicología, magisterio, pedagogía, y me atrevo a decir que incluso podrían convalidarte asignaturas de Medicina. Lo leí todo, o casi todo.

Y aun así, estaba perdida. Me enfrentaba a una experiencia muy deseada pero muy desconocida y en la que no tenía el control de mí misma. Mi cuerpo cambiaba, y no solo eso, también lo hacían mi propio autoconcepto y mi identidad. ¿En quién me estaba convirtiendo? ¿Quién iba a ser yo como mujer que es madre? ¿Cuáles eran mis prioridades ahora? ¿Cuál era mi ruta de vida? ¿Era normal lo que estaba sintiendo? Y todas estas preguntas no tenían respuesta en ninguno de los libros y manuales que había leído. ¿Qué pasaba conmigo como mujer? Nadie hablaba de todo aquello que nos pasa a las mujeres con la llegada de la maternidad. Y aquí es cuando lo de «¿por qué nadie me lo había contado?» toma sentido.

Con mucha incertidumbre me enfrenté, acompañada del padre de mis hijas, a mi primer parto, una experiencia que para nada se pareció a todo lo que había leído sobre los partos. Un trato deshumanizado en el hospital, muchas horas de contracciones y una cesárea de urgencia que me impidió estar con mi bebé hasta pasadas cinco horas. Con todo lo que había leído, y esto no lo había leído en ningún sitio. Qué mala suerte, pensé al principio. Violencia obstétrica, me informé más tarde.

El posparto tampoco fue como esperaba. Había leído sobre depresión posparto, pero los síntomas no encajaban con lo que yo experimentaba. No me sentía llena de alegría ni completa con mi bebé. Lo que sentía era un amor profundo y un instinto de protección animal que yo describía como el de una leona o una loba que deben proteger a sus crías. Era irracional, puramente animal. Percibía que mis sentidos estaban desarrollándose a otro nivel, mi capacidad de escucha era alucinante, podía oír el llanto de mi hija casi antes de que empezase a llorar. Mi intuición femenina estaba en ebullición; no tenía ni idea de lo que debía hacer, pero algo dentro de mí me guiaba. De alguna manera diferenciaba los llantos y sabía si la niña estaba bien o no con solo mirarla. Me sentía conectada con mi naturaleza primitiva, pero totalmente desconectada de la mujer que yo era antes y de mi entorno. Ahora entiendo que se estaba iniciando mi *matrescencia*, de lo que hablaré en detalle en este libro, pero en ese momento no encontraba respuestas a todas mis preguntas.

Seguí con mi vida como se esperaba que hiciera. ¿Es difícil conciliar? Ya, pero es así para todas, y es lo que hay. ¿Es difícil mantener la lactancia materna si te incorporas al mundo laboral? Ya, pero qué vamos a hacer. ¿Llevas meses sin dormir y tienes que salir a trabajar el día entero? Ya, pero no eres la única. ¿No tienes tiempo para ti? Ya, ninguna lo tiene. Y no te quejes, que no eres la primera madre de la Tierra. Ah, y a todo esto hay que sumarle una pandemia mundial sucediendo a la vez.

Así que cada vez más indignada con el *por qué nadie me lo había contado*, decidí empezar a hablar con otras mujeres sobre su maternidad. Y me di cuenta de que las de mayor edad, o de generaciones anteriores, como podrían ser mi madre o mi abuela, tenían una visión diferente de la maternidad. Sobre todo la generación de mi abuela, aquellas que fueron madres alrededor de los años sesenta y que, por lo tanto, crecieron en un contexto social, político y económico muy diferente al nuestro, donde el papel femenino estaba claramente definido y enfocado al matrimonio y la maternidad. Y aunque entiendo que esto sería causa de frustración para muchas mujeres con otras aspiraciones o sueños más allá de la maternidad, las expectativas depositadas sobre ellas eran una sola: ser una buena esposa y una buena madre. Sin embargo, para las que somos madres ahora, nuestras expectativas han aumentado, los roles que encarnamos ya no son solamente el de esposa y madre. Y esto era precisamente lo que diferenciaba a unas generaciones de otras cuando compartían conmigo sus historias. La dificultad a la que se enfrentan las mujeres que son ahora madres es encajar todos los roles que se esperan de ellas en la sociedad actual. Y yo soy una de ellas. Una de esas mujeres que encuentra tremendamente complicado encajarlo todo, llegar a todo, serlo todo y hacerlo todo bien.

Empezar a tomar consciencia y darme cuenta de que no era la única que estaba teniendo estos pensamientos y sensaciones me brindó mucha calma. Reconocerme integrada en una generación de mujeres que estaba maternando diferente me hizo sentir acompañada. Y aunque seguía viviendo día a día las dificultades de asumir todos mis roles y brillar en cada uno de ellos, había algo dentro de mí que se sentía diferente.

Cuando Gala tenía un año, me quedé embarazada de mi segunda hija, Carola, que vino a revolucionar nuestro mundo. Dos no es lo mismo que uno, y ya no quiero imaginarme cómo lo hacéis las que sois madres de tres o más. Para nosotros fue todo un reto. Horarios laborales imposibles de encajar con dos hijas con menos de dos años cada una. El tiempo libre o para el autocuidado desapareció, y mi autoexigencia era tan alta que me asfixiaba. No llegaba. A nada. O así lo sentía yo. No era la madre que quería ser. Tampoco estaba comprometida con mi trabajo. Con mi marido hablaba cuando iba en el coche camino del trabajo y le llamaba por teléfono, porque en casa teníamos poco tiempo para dedicarnos. De la vida social no hace falta que hable. Y si me duchaba todos los días no lo recuerdo.

Así un día, y otro, y otro... Hasta que me superó. La maternidad moderna pudo conmigo. Eso de tener que hacerlo todo, de *autoimponerme* tener que hacerlo todo, me rompió.

Entonces fue cuando empecé a sanar. Cuando me di cuenta de que estaba viviendo el duelo de haber perdido a la mujer que era antes. Y que la maternidad me había brindado la oportunidad de renacer en una mejor versión de mí misma. Era más fuerte, más capaz, tenía más determinación. Y no era capaz de verlo porque estaba cegada por cuánto me exigía. Quería criar como criaban las mujeres según el modelo tradicional en el que crecí. Y quería también ser la profesional con una carrera exitosa como me habían dicho todos los discursos feministas con los que crecí en la escuela que podía ser. Y no me juzgo por ello. Crecí con ambas ideas. Y sin referentes que demostrasen si este ideal era o no era posible.

Somos la generación bisagra, aquella que está entre dos modelos. La generación que ha crecido con roles de género tradicionales. La misma que ha recibido mensajes empoderadores sobre las posibilidades de la mujer en la sociedad actual. Y la primera en ponerlo en práctica y ver que no funciona. Que los modelos no pueden fusionarse, sino que más bien debemos crear un nuevo modelo, que es precisamente lo que estamos haciendo. Y lejos de sonar tremendista, considero que somos afortunadas y afortunados. Por tener la posibilidad de dar forma a otro modelo. De ser la generación que lo moldea. Debemos sentirnos orgullosas de la generación de madres que somos, que estamos cambiando la narrativa de la maternidad. Y con ello el futuro de nuestras hijas e hijos.

La maternidad moderna es *too much.*

UNA MAMÁ CUALQUIERA

MUJERESMADRES

Capítulo 1:

¿Y yo qué?

Antes de empezar a hablarte de maternidad moderna y de por qué es *too much*, me gustaría ponerte en contexto. Necesito que entiendas de dónde partimos, cuál es la base. Si entiendes esto, si conoces la historia de la mujer y la maternidad, verás mucho mejor por qué ser mujer y madre hoy es tan abrumador. No digo que no lo haya sido antes, pero para comprender plenamente la complejidad de la maternidad en la sociedad actual es esencial tener en cuenta la evolución histórica de las expectativas y roles de las mujeres en relación con la maternidad.

A lo largo de la historia las mujeres no hemos tenido nada; por no tener, no hemos tenido ni poder de decisión sobre nuestras vidas. Y no quiero ponerme tremendista, pero la realidad hay que contarla como es, aunque la historia haya sido escrita por los hombres y crea que nunca vayamos a tener acceso a una información real e imparcial. Pero lo que sí sabemos hay que contarlo. No hemos podido decidir con quién nos casábamos, no hemos podido tener nuestro propio dinero, no hemos tenido acceso a la educación, no hemos tenido propiedades, no hemos tenido leyes que nos protejan ni hemos tenido representación femenina en ninguna esfera de poder. Pero hay dos cosas que sí hemos tenido: una estrategia de supervivencia clave, me refiero a la seducción, y otra cuestión biológica que nos ha protegido en ocasiones y esclavizado en otras, que ha sido la capacidad de crear vida.

Haciendo un rápido repaso, sabemos que en la prehistoria la organización social se basaba en cuestiones puramente biológicas: los hombres cazaban y las mujeres cuidaban de los hijos, recolectaban alimentos y organizaban la cueva. Más tarde, en las civilizaciones antiguas, como Egipto, Grecia y Roma, se endiosaba a las mujeres por su capacidad reproductiva y su valía se estimaba por su fertilidad. Pero fuera de esto, sus roles eran limitados y estaban subordinadas a los hombres. A menudo se esperaba que fueran esposas y madres, y tenían pocas oportunidades de acceso a la educación o la participación pública. Con la caída del Imperio romano y el comienzo de la Edad Media la situación empeora considerablemente para la mujer. Este periodo histórico impuso roles muy definidos para las mujeres. Muchas eran campesinas y trabajaban en la agricultura a la vez que criaban y el papel reservado a las nobles era el de esposas y madres.

Se vetó además la educación a las clases sociales más bajas, lo cual acentuó el rol de la mujer supeditada a los deseos de la figura masculina, o bien del padre que decidía con quién casarla, o bien del marido, del que era propiedad y dependía al cien por cien. Asimismo, la Iglesia católica, que adquirió mucho poder en la sociedad feudal, jugó un importante papel en demonizar la sensualidad femenina, con lo que la mujer representaba, encarnaba, el pecado.

Si avanzamos unos años más, la Edad Moderna fue testigo de la psicosis de la brujería y la quema de brujas en la hoguera, los manicomios para mujeres puérperas, porque claro, la salud mental perinatal no era un tema de interés en esa época. O sea, podemos ver que la situación para la mujer no mejora. Todas aquellas que se salieran de la norma, o que estuviesen conectadas con su intuición o instinto de alguna manera, eran consideradas brujas por la Iglesia católica y morían quemadas en la hoguera.

Y si seguimos avanzando en la historia, hasta la Revolución Industrial, ahora sí nos situamos en un momento de cambio importante para el rol de la mujer en la sociedad y de la familia en general. Podríamos decir que entonces es cuando nacen los problemas de conciliación con los que tanto lidiamos en la actualidad las familias, y sobre todo las mujeres. Al parecer, es un rompecabezas con el que la sociedad lleva lidiando desde 1760 y que todavía no hemos solventado. Y es que fue con el trabajo de las mujeres en fábricas y minas (con sueldos inferiores, por supuesto) que la maternidad se volvió más desafiante. Las largas jornadas laborales y las precarias condiciones económicas dificultaban la concepción y gestación, así como la supervivencia y crianza de los hijos.

No pretendo que este libro sea una clase de historia, pero de verdad es importante que conozcamos de dónde partimos, así que, resumiendo y dando un gran paso adelante en la historia, diremos que las mujeres empezaron a luchar por sus derechos, como el derecho al voto con el movimiento sufragista, que marcó un hito importante en la lucha por la igualdad de género. También comenzaron a involucrarse más en la política y la educación. Hasta que llegados al siglo xx, las mujeres logran avances significativos en términos de igualdad y participan en la fuerza laboral, la ciencia y la tecnología. Esto supuso una mayor autonomía en cuanto a las decisiones sobre su carrera profesional, la familia, y su rol en la sociedad, por supuesto, una autonomía controlada aún por una sociedad patriarcal que pone freno al desarrollo femenino. Como decía al inicio de este capítulo, la capacidad de crear vida ha sido en ocasiones nuestra salvación y en otras nuestra esclavitud.

El reloj biológico

Has escuchado hablar del reloj biológico, ¿verdad? ¿Sabías que no es un término médico, que no es una cuestión biológica real, sino un término introducido a finales de los setenta? Te cuento por qué.

A lo largo de las épocas la mujer ha recibido presión para tener hijos. Cuando no tenía derechos, esto no era discutible. Había que parir y parir sin importar nada más porque había que aportar mano de obra al campo o dar continuidad a la línea de sucesión. Pero más adelante, cuando las mujeres adquirimos la posibilidad de tener una carrera profesional, controlar nuestra fertilidad y decidir sobre nuestro cuerpo, el modo de ejercer la autoridad sobre nosotras no desapareció, sino que se transformó. No nos podían obligar directamente, pero sí de forma indirecta. A través de la presión y el control social.

En los sesenta y principios de los setenta, con el *baby boom* la natalidad se mantenía estable y creciendo. Pero con el estallido de la revolución feminista bajaron los nacimientos y fue entonces, a finales de la década de los setenta, cuando, casualmente, Richard Cohen, periodista del *Washington Post*, introdujo el término «reloj biológico». Escribió sobre cómo el reloj corría para las mujeres profesionales, lo cual no dejaba de ser una herramienta de control social y cultural para contrarrestar los efectos de la liberación femenina y tratar de que no se alejasen demasiado de los roles tradicionales.

Esta idea del reloj biológico tiene todavía mucho peso en la actualidad. La fertilidad femenina sigue limitando nuestros marcos temporales y supone una preocupación casi exclusiva de las mujeres que marca las decisiones que toman con respecto a la organización del resto de su vida. Y aunque aquí hay una diferencia biológica indiscutible que nos hace diferentes a hombres y mujeres al hablar de fertilidad, si en la actualidad los hijos y la crianza se consideran proyectos comunes, la creación de la familia en el caso de las parejas heterosexuales, la preocupación y planificación debería ser igual para ambos sexos, y de no serlo, deberíamos aceptar que aún estamos actuando y formando familias desde un modelo tradicionalista, que nada tiene que ver con la realidad de la vida actual, que es un modelo diferente, donde hay expectativas sobre la mujer más allá de la crianza y el cuidado del hogar.

Hoy en día la maternidad se encuentra en un cruce de caminos, donde las mujeres tenemos más opciones que nunca, pero también nos enfrentamos a una presión constante para hacerlo todo. ¿Quién nos obliga? Nosotras mismas. ¿Por qué? Porque hemos crecido en un modelo que nos dictaba el tipo de madre que deberíamos ser y que a la vez nos hablaba de feminismo y del mundo de oportunidades y opciones que se abría para nosotras. La maternidad moderna se ve influenciada por expectativas de igualdad de género, lo cual implica compartir las responsabilidades domésticas y laborales, y aunque esto supone un avance positivo, también aumenta la demanda sobre las mujeres para equilibrar múltiples roles.

Además, las redes sociales han intensificado la presión sobre las madres. Tendemos a idealizar otras maternidades, a comparar la nuestra con otras. La exposición constante a imágenes de mujeres con vidas perfectas y equilibradas puede crear un sentimiento de insuficiencia en las que sienten que no cumplen con esas expectativas. Lo peor de todo es, *spoiler alert*, que lo que se exhibe no son vidas reales.

Ser mujer y madre

Ser mujer y madre es un desafío complejo que ha ido evolucionando y modificándose a lo largo de la historia, nunca ha sido fácil, y comprender esta evolución es esencial para poder entender por qué la maternidad moderna puede llegar a ser tan abrumadora, a pesar de los avances en igualdad de género y oportunidades para la mujer. Al fin y al cabo, tener hijos no tiene como única finalidad la continuidad de la especie, sino que buscamos que nuestros hijos tengan un adecuado desarrollo a todos los niveles para poder crear una sociedad funcional y amable con ellos. Por lo tanto, es importante que el empuje sea colectivo y no solo femenino cuando hablamos de este cambio de modelo. Debemos abogar por un enfoque más equilibrado de la maternidad, que permita que las mujeres puedan tomar decisiones informadas y vivir una maternidad auténtica y satisfactoria, sin sentirse presionadas por las expectativas sociales.

La primera decisión informada, a la vez que constituye la primera presión social sobre la mujer, viene con la resolución de ser o no ser madre. Este es uno de los pasos más significativos que darás en tu vida y que, además, determinará en gran medida la evolución de tu identidad y la percepción que la sociedad va a tener sobre ti. Este proceso de decisión conlleva una serie de reflexiones profundas que abarcan aspectos emocionales, psicológicos, físicos y sociales. Criar a otro ser humano implica cambios en la forma en que las mujeres percibimos nuestro propio rol en la sociedad y cómo nos vemos a nosotras mismas. Nos enfrentamos a nuevos desafíos y prioridades, que, seguro, tendrán un impacto en nuestras metas, valores y aspiraciones, y esto a su vez influirá en nuestra identidad.

Ser o no ser madre es una decisión que no se toma con total libertad. Está condicionada por muchos factores, el más apremiante es el del tiempo. El resto de los factores, como las ambiciones profesionales, la situación sentimental, la estabilidad emocional y mental, las condiciones socioeconómicas y otras cuestiones que las mujeres tienen en cuenta para tomar la decisión, son elementos que pueden variar, que pueden modificarse. Quizá no tenga una pareja estable, pero quiero ser madre. Puede que no disfrute de la estabilidad económica que deseo o no tenga el trabajo ideal que me permite conciliar, pero es posible que esto cambie en pocos meses. Tal vez esté lidiando con un trauma de la infancia en estos momentos y no me sienta capaz de ser madre, pero mejoraré tras un tiempo de terapia. Todo esto puede cambiar. Tanto si albergas el deseo de ser madre como si no, estos factores no son del todo determinantes. El factor determinante es el tiempo. El tiempo en relación con la fertilidad. Como un reloj de arena agonizante, ves los años pasar y la fertilidad reducirse. Cada vez queda menos arena en la parte superior, y la sociedad así te lo va recordando. «Se te va a pasar el arroz», «¿Para cuándo un nieto?», «Lleváis ya unos años de relación, ¿para cuándo los niños?», «¿Has pensado en congelar óvulos? Para que después no te cueste tanto...». Y así, infinito.

La presión del tiempo se ejerce sobre la mujer por una cuestión biológica, esto no podemos discutirlo. La decisión tienes que tomarla en una ventana de tiempo en que todavía eres fértil. Y sabes que lo que decidas dentro de ese margen temporal será para siempre. Porque un hombre puede tener un hijo biológico con sesenta. Tú no. Por lo tanto, es una decisión importante que marcará el resto de tu vida. Y tomarla viendo el reloj de arena agotándose puede ser muy estresante.

La maternidad no siempre ha sido un hecho de libre elección. Y aunque ahora en nuestra cultura sí lo sea, continúa sometida a presiones, lo que la convierte en una elección compleja y personal que puede tener un impacto significativo en la identidad de una mujer, ya que afecta a su autoconcepto, su cuerpo, sus relaciones, su vida profesional y su identidad.

El impacto que la maternidad ejerce en el cuerpo de la mujer puede influir en la percepción que una mujer tiene de sí misma. El embarazo, el parto y la crianza provocan cambios físicos notables. Y la relación que cada mujer tiene con su cuerpo se redefine a medida que este se va adaptando a los cambios que ocurren durante y después del embarazo. Lo cual puede implicar un impacto significativo en la autoestima, la imagen corporal y la relación con la feminidad. Los cambios corporales suponen la primera pérdida de control que las mujeres experimentamos con la maternidad. Nuestro cuerpo cambia sin que podamos controlarlo, y esto, a menudo, produce mucha incertidumbre e incomodidad.

Personalmente yo nunca me sentí cómoda en mis embarazos. Nunca me gustó verme embarazada. No los disfruté. Por supuesto, esta es mi experiencia personal, sé que será diferente en cada caso. Pero yo no me reconocía, tenía nuevos límites en mi día a día que me costaba aceptar. Y lo peor fue darme cuenta de que con el embarazo esta pérdida de control de mi propio cuerpo y los cambios que experimentaba no habían hecho más que empezar, y que, además, algunos iban a ser permanentes y afectarían a ámbitos muy importantes de mi vida, como mi sexualidad. A la sexualidad le dedico un capítulo entero de este libro, porque nuestro placer lo merece.

Además de los cambios corporales, la decisión de ser madre conlleva un cambio en la dinámica de las relaciones interpersonales. Las mujeres debemos equilibrar nuestra identidad como madre con otros roles que desempeñamos en nuestra vida: pareja, profesional, amiga, hija, entre otros. Porque ya no solo se espera de nosotras que seamos madres, como ocurría con generaciones anteriores, sino que debemos darlo todo en todos los roles que ocupemos, que no son pocos. Y esto puede generar tensiones emocionales y desafíos a la hora de encontrar un equilibrio que satisfaga todas estas facetas de nuestra identidad. Por ejemplo, la vida profesional. Muchas veces nos enfrentamos a decisiones difíciles relacionadas con la carrera, el tiempo que dedicamos al trabajo y a las responsabilidades familiares, y terminamos haciendo ajustes que redefinen nuestras metas laborales y nuestra trayectoria profesional.

La capacidad de equilibrar diferentes aspectos de nuestra vida y la forma en que buscamos este equilibrio es lo que va moldeando nuestra identidad como mujeres. Si finalmente decides ser madre, porque tus requisitos se cumplen, porque te apetece, porque se han alineado los astros, o por el motivo que sea, da igual, porque maternidades hay tantas como madres en el mundo y es imposible cubrir las circunstancias de cada una, empieza un proceso de transformación de la mujer que eras y, por supuesto, de la vida que tenías.

Comienzas a organizar tu vida para la llegada de la maternidad. Y ahí es cuando recibes el primer choque con la maternidad moderna. No puedes basar tus planes de maternidad en el modelo del que vienes porque la vida actual no se parece a la de las mujeres de la generación anterior. Probablemente tu madre o tu abuela no se cuestionaban quién iba a cuidar del bebé porque, o no trabajaban fuera de casa, o la abuela vivía con ellos, o el bebé iría a la guardería con cuarenta días porque desconocían los efectos de la separación precoz ya que aún no se habían concienciado sobre esa cuestión. Tampoco se preocupaban por el tipo de crianza, si iban a basarse en el método Montessori o no, o si la iniciación a la alimentación la harían con *Baby Led Weaning*, o si tenían que hacer un curso de primeros auxilios para ello. Simplemente porque había menos información y porque la crianza era más comunitaria y la sabiduría se compartía entre mujeres: abuelas, vecinas o primas.

La llegada de la maternidad conlleva una preparación meticulosa, llena de planes, expectativas y sueños. Y empiezas a tejer las ideas sobre cómo vas a organizar tu vida, qué tipo de familia vais a ser y, sobre todo y más importante, aunque poco útil a largo plazo, sobre qué tipo de madre vas a ser. Y la que esté leyendo esto y sea madre ya sabe que *la madre que es* no se parece en nada a la madre que ella pensaba que iba a ser. Aun así, está bien hacer estos planes, es ilusionante y forma parte de esta preparación, que puede abarcar desde aspectos prácticos, como la organización de la casa, las cosas del bebé, la planificación económica, hasta, por supuesto, la preparación emocional y psicológica ante el cambio de vida tan significativo que se va a producir. Sin embargo, una vez que nace el bebé, la realidad se parece poco a los planes iniciales. La vida con niños siempre trae consigo una buena dosis de imprevisibilidad, de demandas constantes y de ajustes repentinos. Y la planificación que habíamos hecho se ve desafiada por la necesidad de adaptarnos a un ritmo de vida completamente nuevo y desconocido. El sueño de calidad se ve tremendamente afectado, con lo que esto conlleva, el tiempo personal se reduce de forma drástica y las rutinas diarias se vuelven impredecibles. Por lo tanto, la organización meticulosa se convierte en flexibilidad y la capacidad de adaptación se vuelve fundamental. La maternidad demanda habilidad de improvisación y mentalidad abierta para afrontar los retos diarios que surgen de manera inesperada y que te sacan por completo de tu zona de confort.

Más allá de estas incomodidades y la pérdida generalizada de tu calidad de vida, también se cultiva un amor inmenso y se crea una conexión que supera las expectativas de amor iniciales. En algunos casos esto ocurre de manera inmediata, y en otros no. Todo está dentro de la normalidad. Tal vez el amor y el vínculo sean tan fuertes que superen lo que imaginabas, pero también puede suceder que creyeras que sentirías un amor inmediato al ser madre y no haya sido así, e igualmente te sorprenda. Sea como fuere, la maternidad viene a sacudirte. Para lo bueno y para lo malo. Y no hay nada que pueda asegurarte que tus planes se desarrollen según deseabas. No existe un guion; es un viaje que implica adaptación, crecimiento personal y una constante reevaluación de las prioridades. Aprender a abrazar la belleza en la imperfección y fluir con la maternidad es lo único que puede calmar la incertidumbre y la sensación de pérdida de control.

Ese modelo no me vale

La reflexión de que la vida actual de las mujeres difiere considerablemente de la de generaciones anteriores es fundamental para comprender y abordar la maternidad hoy día. Y por eso escribo este libro. Porque entender que no partimos desde las mismas circunstancias desde las que lo hicieron nuestras madres o abuelas a mí me ha traído mucha paz. Poder liberarme de la comparativa. Entender que no tengo que ser el mismo tipo de madre con el que crecí siendo niña. Y que no solo puedo crear mi propia identidad como mujer que es madre, sino que además es mi responsabilidad hacerlo. Porque las expectativas, roles y oportunidades han experimentado un cambio significativo, lo que nos obliga a plantear y adaptar los planes de maternidad a este nuevo contexto.

Las mujeres de generaciones anteriores a menudo se enfrentaban a roles tradicionales y limitados. Además, el matrimonio era la única manera de acceder a la maternidad de forma correcta de cara a la sociedad, por lo que el matrimonio y la maternidad eran los principales objetivos a alcanzar en la vida. Sin embargo, ahora tenemos acceso a una gama más amplia de oportunidades, tanto a nivel educativo y profesional como personal. Esto se traduce en una mayor libertad para la toma de decisiones relacionadas con la maternidad: podemos posponer la decisión, formar una familia distinta a la tradicional, buscar la utópica conciliación para poder equilibrar el rol profesional con el familiar, o simplemente decidir no convertirnos en madres.

Por lo tanto, no poder basar nuestros planes de maternidad en el modelo del que venimos indica la necesidad de adaptar las expectativas y estrategias a las realidades actuales. Esto implica no considerar que la manera mejor o correcta de ser madre es parecerte a la idea con la que creciste, y no tu madre en concreto, sino el concepto de madre que había en la sociedad cuando eras niña. Conviene asimismo evaluar las nuevas circunstancias, las aspiraciones personales y los cambios sociales. Porque el modelo anterior puede no ajustarse a la realidad de ahora y necesitamos trazar un nuevo camino que se adapte a los deseos de las mujeres.

Esto podría parecer sencillo, pero tratar de crear un modelo de maternidad que se adapte a la vida moderna está siendo el gran desafío al que se enfrentan las familias, en especial las mujeres. De ahí que defina a nuestra generación, a las mujeres y hombres que tenemos hijos ahora, como la generación bisagra. Esa generación que se encuentra entre dos modelos: el tradicional, con el que hemos crecido, y el nuevo modelo hacia el que vamos, o que estamos todavía modelando. No podemos utilizar referencias del pasado para trazar nuestro camino, pero tampoco somos libres de la influencia del modelo tradicional para poder avanzar hacia uno nuevo sin limitaciones.

No podemos criar como nos criaron a nosotras.

Porque nos criaron para un mundo que ya no existe.

UNA MAMÁ CUALQUIERA

MUJERESMADRES

Capítulo 2:

La generación bisagra

Para que tú y yo estemos aquí, yo escribiendo y tú leyendo, han tenido que parir muchas mujeres. Mujeres que han ido contribuyendo a la continuidad de la especie. Embarazos, partos y lactancias de toda índole. Mejores y peores. Pero que nos han traído a ti y a mí hasta aquí. Las maternidades de estas mujeres previas a nosotras también habrán sido muy diferentes. Condicionadas por el momento histórico, la situación política, social y económica, su propio cuerpo y personalidad, su red de apoyo y un sinfín de factores más que habrán determinado cada una de estas maternidades. Gracias a todas esas madres estamos aquí. ¿Pero cuánto sabemos de esas maternidades pasadas? ¿Hay registro de cómo ha sido la maternidad para las mujeres a lo largo de la historia? Y no me refiero a cuestiones sociales, sino a historias reales sobre cómo esas mujeres vivían su maternidad. A qué retos se enfrentaban a nivel físico y emocional. Cómo se sentían. Ya te adelanto que hay muy poca información, porque las mujeres durante un largo periodo de la historia no podían escribir, la mayoría ni siquiera sabía escribir porque no tenía acceso a la educación. La historia ha sido escrita por hombres, y la maternidad parece haber sido cosa exclusiva de mujeres.

Así que aunque no sabemos cómo experimentaron la maternidad esas mujeres, desde la primera que parió en una cueva (me imagino que así lo haría), sí que sabemos que nuestra maternidad es profundamente diferente porque está envuelta en un contexto radicalmente distinto. E igual que no pretendemos maternar de la misma manera que se hacía en tiempos remotos, tampoco deberíamos intentar maternar como lo hicieron nuestras madres y abuelas porque también era otro momento histórico diferente.

Solo hay una o dos generaciones entre ellas y nosotras, y, sin embargo, el contexto es totalmente distinto. Se han producido varios hechos históricos que hacen que sea imposible ubicarnos en las mismas condiciones en que ellas criaron. Pero como son nuestras referentes, como es el modelo con el que hemos crecido, lo lógico es que intentemos replicarlo. O tomarlo como base al menos. Pero no podemos olvidarnos de todos los cambios profundos que se han dado en la sociedad y que han generado que las vidas ahora sean de otra manera. En mi opinión, estamos entrando en una nueva era, y por eso somos la generación bisagra.

Una nueva era

Nacimos en el siglo XX, algunas hemos vivido nuestra infancia en pleno cambio de siglo y nos hemos desarrollado como adultas en un siglo distinto al que nacimos. Tradicionalmente la historia se ha estudiado por eras, o edades, cambiando de unas a otras cuando se producían hechos suficientemente potentes y disruptivos que alteraban el funcionamiento de la sociedad. Así que no me parece que la llegada de internet y la digitalización sean hitos menos revolucionarios que los hechos que ocasionaron los cambios de era en otros momentos históricos.

Somos la sociedad del conocimiento y la información. Existe un acceso universal a internet, y el desarrollo de las nuevas tecnologías hace que el ritmo de vida sea mucho más acelerado. Vivimos de forma muy diferente; en la inmediatez, en el cambio continuo, en la digitalización. Cambian las profesiones, cambian los hogares, cambian los modelos de familia, cambia la forma de relacionarnos... ¿Por qué no va a cambiar también la crianza?

De forma más concreta y enfocada a las mujeres, la primera semilla del cambio en la maternidad se siembra con la industrialización, cuando la mujer se incorpora al mundo laboral y la conciliación se convierte en un problema. La segunda gran ola de cambio se impulsa con la valiente revolución feminista, que desafió las estructuras tradicionales, liberó a las mujeres de los roles preestablecidos y abrió un abanico de posibilidades hasta entonces inexplorado. Las mujeres comenzaron a salir de esos moldes rígidos, de esas vidas guiadas por el buen hacer que dictaba la política y la sociedad de entonces. Donde su valor radicaba principalmente en ser esposas y madres abnegadas, relegadas a los confines del hogar. Con la revolución feminista empiezan a derrumbarse estas barreras y la mujer toma cierto control sobre la maternidad, entre otros aspectos, por supuesto.

Ahora, la mujer puede decidir sobre si quiere o no quiere ser madre. Por lo tanto, viven maternidades más auténticas y significativas, ya que se libera a la mujer de que su único propósito sea la crianza. Tienen la libertad de perseguir sus sueños profesionales, educativos y personales. El hecho de ser madre ya no se contempla como una cadena que aprisiona, sino como una parte integral de la identidad femenina, una elección consciente y empoderada. La revolución feminista desafió los estigmas asociados con la maternidad fuera del matrimonio o en estructuras familiares no convencionales. La diversidad de las experiencias maternas empezó a florecer, lo que permitió que las mujeres se lanzaran a escribir su propia historia, aunque, por aquel entonces, las decisiones que tomaran en relación con su vida y familia todavía se juzgaran.

Con la implantación del feminismo y su inclusión en el discurso social, la maternidad también ha ido cambiando. Se ha liberado a las nuevas madres para que exploren y nutran sus propias identidades, y esto ha enriquecido la experiencia de la maternidad al romper ciertas expectativas restrictivas y ofrecer nuevas posibilidades. Aun así, todavía estamos modelando esta nueva forma de maternar, y para entender de dónde partimos y hacia dónde vamos es importante que hablemos de feminismo, pues el nuevo modelo incluye al hombre en la crianza, la paternidad gana peso y los roles tradicionales se desdibujan. Por lo tanto, si rompemos con el padre proveedor y la madre cuidadora como el estándar familiar, y nos posicionamos como iguales ante el cuidado de los hijos y el desarrollo profesional, debemos dar un paso adelante en cuanto a la igualdad de derechos para que así partamos de la misma base. Si esto no es así, si no se dan la corresponsabilidad y el reparto equitativo de la carga mental en los hogares, todos estos mensajes de igualdad y feminismo estarán quedando en un plano teórico y estaremos montando un modelo similar a un castillo de naipes. Y, por supuesto, la responsabilidad no solo recae en las familias y los roles que los progenitores adquieran. La maternidad actualmente precariza la vida de muchas mujeres y les resta autonomía porque carecen de medidas que permitan elegir y no renunciar a una parte de su identidad. Y que esta realidad cambie no solo dependerá, como decía, de la inclusión del hombre en la crianza, sino que también debe acompañarse de políticas de conciliación reales.

Feminismo

Al hablar de maternidad moderna me parece indispensable hablar de feminismo. Un término muy desvirtuado que suele relacionarse con la lucha contra el sexo masculino, cuando realmente no puede estar más lejos de esto. El feminismo es inclusivo y no hay que excluir de él a la mitad de la población, es decir, dar los mismos derechos a las mujeres no significa quitarles derechos a los hombres. Privilegios sí, pero derechos no. Feminismo no es el antónimo de machismo. Y aunque puede parecer obvio, veo a menudo que se tiende a relacionar estos dos conceptos de forma errónea y que el feminismo termina entendiéndose como un movimiento antihombres, del que acaban por alejarse algunos hombres y a no autodefinirse como feministas. Cuando el feminismo no es más que un movimiento político y social que pide para la mujer el reconocimiento de las mismas capacidades y derechos que para el hombre. Por lo tanto, lo contrario al feminismo no es el machismo, es la ignorancia. Y cuando una persona no se considera feminista, debe saber que no se está posicionando en un punto neutral, sino en contra de los derechos iguales para las mujeres.

El feminismo, en mi opinión, debería entenderse como una misión colectiva en busca de la inclusión de la mujer y de los mismos derechos para nosotras. La finalidad debería ser la inclusión de las personas en un mismo rango o en un mismo nivel de derechos y beneficios. Y para incluir a las que no estamos ahí, no hay que excluir a los que ya están. Cabemos todos. No hace falta echar a nadie. De modo que el feminismo no supone ningún riesgo para los derechos de los que ya los tienen. Lo que sí pone en riesgo son los privilegios que el machismo ha dado a los hombres y que, por lo tanto, sitúan en desventaja a las mujeres. Aunque también considero que hay hombres que son víctimas del machismo.

Con los movimientos feministas y el alza de la conversación feminista a nivel social, las mujeres han podido empezar a expresarse, a tener voz, a cambiar la realidad social. Desde que empezó la revolución feminista las mujeres han avanzado en muchos ámbitos. Han podido vestirse con ropa que antes se consideraba de hombres, como los trajes de chaqueta que visualmente tanto empoderan. Sin embargo, los hombres todavía no pueden ponerse falda, esto no está tan socialmente aceptado como que una mujer se ponga un traje de chaqueta. Hemos actualizado lo que significa ser mujer, pero no hemos actualizado lo que significa ser hombre. Y hasta que no actualicemos ambos roles, seguiremos siendo esa generación bisagra. Esa que se mueve entre dos modelos.

La responsabilidad de actualizar los roles de género es colectiva. Y necesaria. Si nace un niño, independientemente del género con el que este niño se identifique, su educación tendrá muchas posibilidades de estar marcada por un juego agresivo, donde habrá poco lugar para la emoción. Porque este sigue siendo el modelo masculino en la sociedad. Y aunque hay espacios y familias en que esto empieza a cambiar, todavía no es la norma. Los catálogos de juguetes continúan diferenciando entre niños y niñas, también la ropa y el contenido audiovisual lo hacen. Y es por esto por lo que decía que los hombres también son víctimas del machismo. Si por norma los niños crecen desarrollando en menor medida sus emociones, porque escuchan comentarios como «No llores, que eres un machote» o similares, van a tener menos herramientas para manejar sus emociones cuando sean adultos. Por ende, su inteligencia emocional estará poco desarrollada. Y las emociones son una parte muy importante de todo ser humano. Son la guía por la que podemos saber si vamos bien o mal por la vida. Cuando prestas atención a tus emociones, sabes lo que es bueno para ti, lo que resuena contigo, lo que te hace sentir mejor. Por lo tanto, podrás vivir una vida más plena.

Y aquí hay un componente cultural e histórico que lanza mensajes a los hombres, que castra sus emociones desde niños y que inevitablemente provoca que esto genere patologías importantes que incluso pueden derivar en problemas de salud mental, como la depresión, a lo que se le suma que la terapia o la búsqueda de ayuda profesional no estén tan generalizadas entre ellos. En el caso de las mujeres, sin embargo, está más normalizado que estemos en contacto con nuestras emociones.

Con relación a esto, Liz Plank, autora del libro *For the Love of Men*, habla del término masculinidad tóxica y sobre cómo esto no es solo una amenaza para las mujeres, sino también para ellos. Mientras que los hombres más emocionales son socialmente ignorados, los que se expresan con conductas violentas son representados en la sociedad. La autora pone como ejemplo, entre otras, la película *La bella y la bestia*, historias que representan a una figura masculina que utiliza la violencia como forma de expresión, pero que, en el fondo, detrás de esa violencia justificada, hay un buen hombre. La bestia rapta y aterroriza a Bella, y a través de esta conducta construye un vínculo emocional con ella, que además le funciona porque ella acaba enamorándose de él. Y este tipo de mensajes es común en muchas otras películas con las que nuestra generación de *millennials* ha crecido. Se normaliza la conducta violenta y abusiva del hombre y la docilidad y sumisión de la mujer. El consentimiento, en películas como *La bella durmiente* o *Blancanieves*, no se afirma, sino que se asume. Donde no pedir consentimiento no te convierte en el villano, sino más bien en el héroe que salva a la chica. Por lo tanto, se plantea la siguiente pregunta: si a los niños se les enseña que la violencia es el camino a la seducción e incluso a la salvación en las películas, ¿por qué nos sorprendemos cuando actúan de la misma manera en la vida real?

Cuando hablamos de igualdad, es importante que entendamos que los géneros son una construcción social. Podríamos entenderlo como una fábrica. Si naces niño o niña, esta fábrica creará un producto, que es un hombre o una mujer. Es decir, con una manera propia de ver y entender el mundo, con ciertos objetivos y límites, que serán diferentes según el sexo. Y obviamente esto ya está obsoleto, ya no funciona. Y realmente no creo que haya funcionado nunca, pero actualmente se está poniendo de manifiesto de manera más evidente que estos moldes ya no nos valen. Que los géneros no son lo mismo que los sexos. Y que nacer con un sexo u otro no determina el género.

El género y el sexo tienden a ser conceptos que se utilizan para definir lo mismo, pero no es exactamente así. El sexo viene determinado por nacimiento, es biología, mientras que el género es una construcción social. Sin embargo, una de las primeras preguntas que se le hace a una mujer embarazada es ¿niño o niña? Por lo tanto, incluso antes de nacer, el sexo del bebé ya está dictando la forma en que la sociedad se referirá a nosotros.

Dicho esto, me parece importante destacar que, cuando hablamos de igualdad, no solo hay que tener en cuenta el componente histórico y cultural, sino que el componente biológico también es clave. La igualdad de derechos no es la igualdad total. Cuando hablamos de feminismo, no hablamos de igualdad identitaria, ya que biológicamente hay diferencias que no pueden obviarse. Nuestros cuerpos y nuestras mentes están diseñados de manera diferente. No obstante, aquí es importante destacar que el componente cultural hace que se mantengan creencias que parecen diferencias biológicas. Como que las mujeres somos más emocionales que los hombres. Podría ser. Pero a la mujer se le asocia mucho más con la inteligencia emocional y se le da más espacio para desarrollarse en este ámbito. Pese al componente biológico, puesto que la mujer tiene un procesamiento de los pensamientos y emociones más intenso que el hombre, esta diferencia también se agrava por la construcción social y los roles de género. Existen otras diferencias, cierto, como los ritmos hormonales, o la más obvia, que es el papel que cada sexo ocupa en la reproducción.

La crianza en la generación bisagra

Con la crianza nos adentramos en otra gran diferencia promovida por el rol de madre y de padre, y por la construcción social que hay al respecto. Lo que se espera de una madre y lo que se espera de un padre. Asistimos a una evolución y modificación de los roles y expectativas, pero donde todavía hay mucho trabajo por hacer con respecto a la construcción del nuevo modelo.

El punto de partida en cada caso es diferente. Dependerá de la pareja que hayamos escogido, que sea más o menos funcional, que haya recibido una educación más igualitaria o que haya hecho el esfuerzo de ser funcional aun no habiéndolo vivido así en su propia infancia. Dependerá también del propio modelo que hayamos tenido nosotras en casa, y que nos sirva o no como base para el modelo que pretendemos construir para nuestros hijos. Ya que si has crecido con un modelo muy tradicional, donde el rol de la mujer se limitada al cuidado del hogar y los hijos, pero tú tienes una fuerte ambición profesional, es probable que vivas una disonancia dentro de ti. Si por el contrario has crecido en un hogar con un modelo más moderno o más similar al actual, puede que tengas más normalizado el salir a trabajar fuera de casa y lo integres de forma más fácil. La escala de grises es infinita.

El caso es que tu propio modelo, el que implantes en tu familia, va a depender en gran medida del modelo que traigas tú y del modelo que traiga tu pareja. Y, además de esto, hay otros factores que configuran la forma actual de criar, lo que yo denomino maternidad moderna.

Uno de estos factores sería el acceso a la información. Tenemos sobreinformación. Tener acceso a tanta información constituye un arma de doble filo porque por un lado nos ayuda a saber más, a conocer más, a poder hacerlo mejor porque podemos informarnos y tomar mejores decisiones. Pero por otro lado, disponer de tanta información puede llegar a saturar e incluso poner en duda la manera en que hacemos las cosas. A veces esta información hasta puede ser intrusiva, ya que, sobre todo en las redes sociales, recibimos mensajes muy variados, de distintas líneas educativas y modelos de crianza, y resulta difícil clasificar qué información es valiosa para nosotros y cuál no, incluso qué información es verídica.

La doble presencia y la conciliación serían otros de los factores que nuestra generación está sufriendo de manera diferente. En el pasado, los modelos tradicionales establecían que la mujer se encargaba de la casa y la crianza, y el hombre, de trabajar fuera de casa para dar soporte económico a la familia. Pero la mujer se ha ido incorporando gradualmente al mundo laboral. En algunos casos nuestras madres ya trabajaban, en otros casos no, pero la circunstancia que hace que la conciliación en nuestra generación sea imposible es que velamos más por las emociones y necesidades de nuestros hijos. Tenemos información con la que antes no contábamos sobre cómo impacta de forma positiva en su desarrollo nuestra atención, nuestro tiempo, estar presentes para ellos, por lo que ahora ponemos en valor cosas que antes no se tenían en cuenta. No porque a nuestras madres no les importase nuestro desarrollo, o nuestras emociones, sino porque carecían de esta información. Lo mismo ocurre con la alimentación, hay más información, y una alimentación saludable requiere de más tiempo y de más preparación. Aunque algún día les demos palitos de merluza precocinados, sabemos de la importancia de prepararles comidas más saludables. Esto está bien, que tengamos en cuenta todo esto está bien, pero, al final, esto suma presión a esa doble presencia. Es decir, estar en casa al cien por cien para nuestros hijos y también estar al cien por cien fuera y tener una carrera profesional donde lo hagas increíble. Porque el coste de estar en ambos sitios conlleva sacrificar tu tiempo personal, tu salud mental y tu salud física.

El autocuidado no es egoísmo, no es señal de una mujer que pone a su familia en segundo plano, el autocuidado es necesario. Y no sé en qué momento hemos dejado esto al final de la lista. Veo muy pocas mujeres que son madres, sobre todo en los primeros años de la crianza, que dediquen tiempo a cuidarse. Sin embargo, los domingos por la mañana veo a muchos hombres, probablemente padres, haciendo deporte, o cualquier lunes a las nueve de la noche jugando al pádel. Y no me parece mal, me parece genial que lo hagan. Lo que no me parece bien es que nosotras no nos tomemos este tiempo. Y soy consciente de que no es fácil, que al final, por falta de tiempo o porque la culpa nos mata, no lo hacemos. Cuando trabajaba en el mundo corporativo de lunes a viernes, el fin de semana no quería irme a hacer deporte ni irme de compras yo sola, me sentía fatal si no pasaba el finde completo con mis hijas. Y entras en esta rueda de culpa insostenible, donde acabas cancelando una cita médica, sigues sin tratarte ese dolor de espalda, terminas por comprarte el tinte y tiñéndote en casa y así no tienes que *perder* una tarde en la peluquería. Pero es que todo esto lo único que consigue es llevarnos al límite por no dedicarnos tiempo a nosotras mismas, además de enseñar a nuestros hijos eso de que «cuidar de los demás, sí, pero cuidar de uno mismo, no». Y si lo piensas así, estoy segura de que ninguna de nosotras quiere que sus hijos crezcan con ese mensaje.

Por otro lado, otra de las circunstancias que hacen que la maternidad moderna sea *too much* es la crianza individualista en la que vivimos. Antes la crianza era en comunidad, se hacía entre mujeres apoyándose unas a otras, la abuela, la tía, la vecina o la prima. La que fuera. Ahora cada vez criamos con menos ayuda, además de trabajar fuera de casa, además de tener que mantener la casa limpia, ropa limpia, alimentación casera y saludable... Y para darnos la medalla por vivir con la lengua fuera, nos llaman supermamás o supermujeres. Yo no sé tú, pero yo no quiero ser eso.

Además, cuando hablamos del cambio de la crianza colectiva o en comunidad a la crianza individual, no me refiero a que la crianza la ejerza en exclusiva uno de los progenitores. Hay familias monoparentales, por supuesto, en cuyo caso todo recae sobre el único progenitor. Pero en las familias formadas por padre/madre, padre/padre o madre/madre, aun siendo dos, suele existir la figura del cuidador principal. Que, además, en las parejas heterosexuales esta figura suele coincidir con la madre. Y es así por dos motivos. Uno de ellos sería el factor cultural del modelo anterior, pero no podemos olvidar el factor biológico. La madre, en la inmensa mayoría de las familias, es la que gesta, pare y amamanta, y sufre unas modificaciones a nivel físico, mental y emocional que la preparan para la crianza y que hacen que, por lo tanto, asuma el papel de cuidadora principal. En el caso del cuidador secundario, esta modificación cerebral y emocional se va produciendo a medida que se va dando el cuidado y el trato con el hijo.

Entonces, es habitual que en la mayoría de las familias biparentales la madre, como cuidadora principal, mantenga este rol durante toda la crianza, incluso cuando el hijo ya no necesita ser amamantado y los cuidados pudieran repartirse de forma más o menos equitativa entre ambos cuidadores. La madre es, pues, la que lleva la carga mental y se dificulta un reparto equitativo de la crianza de los hijos.

Estas madres que se encargan *por sistema* de la crianza y el hogar son las mismas que siendo niñas fueron empoderadas con mensajes de igualdad en la escuela y medios de comunicación, donde ya se hablaba de feminismo. Por lo tanto, en ellas la disonancia resulta obvia. Si puedo acceder al mundo profesional, si merezco los mismos derechos que un hombre, las mismas oportunidades, ¿por qué todavía siguen siendo las mujeres la que se encargan en mayor medida del cuidado de los hijos y el hogar? ¿Cómo puedo sentir que tengo los mismos derechos, si en mi entorno y propia experiencia veo que no tengo los mismos deberes? ¿Cómo puedo acceder a las mismas oportunidades si llevo más carga? Difícil, ¿no? Pues esta es la realidad de una gran parte de las mujeres en la sociedad actual.

Empoderamiento femenino

El empoderamiento femenino es un término que está muy de moda. Se refiere al aumento de la participación de las mujeres en los procesos de toma de decisiones y acceso al poder para poder así avanzar en la equidad entre géneros. Y el término empoderamiento, a secas, es el proceso que permite que las personas confíen en sus capacidades y en su fortaleza para impulsar cambios evidentes en sus vidas y la sociedad.

Ahora me planteo si cuando yo era niña y escuchaba estos discursos sobre empoderamiento me sentía realmente empoderada. Y la respuesta es que no. En los noventa y los dos mil, cuando era niña, realmente no se hablaba de equidad, más bien se ponían sobre la mesa los temas que nos diferenciaban; las diferencias salariales, los pocos puestos directivos ocupados por mujeres, la violencia doméstica, entre otros. Pero en realidad seguíamos en una sociedad profundamente machista que tenía miedo de abordar estos problemas y profundizar en muchos otros que eran entonces tabú. En televisión seguía haciéndose humor machista, los estereotipos de género continuaban estando fuertemente definidos, la violencia contra la mujer todavía era un tema incómodo que abordar, y con todo esto crecimos muchas niñas que somos mujeres madres hoy. Así que no, no crecí sintiéndome empoderada. Más bien me hice mayor en una sociedad que nos trataba de forma desigual, pero que nos decía que merecíamos igualdad. Y crecer así, más que empoderar, confunde. En mi caso, el empoderamiento me lo brindó la maternidad. La maternidad es una metamorfosis para las mujeres. Es un proceso de transformación que te hace mejor mujer. Y con esto yo siento que muchas mujeres nos empoderamos. A nivel individual esto dependerá de cada una, porque la maternidad también puede ser castradora en muchos aspectos. Pero a nivel colectivo, las mujeres tenemos la fortaleza para impulsar cambios en nuestras vidas y en la sociedad, y esto es empoderamiento. Aunque hay bibliografía y autoras que han escrito e investigado sobre feminismo, como Simone de Beauvoir en su libro *El segundo sexo*, donde escribe que la maternidad frena la emancipación de la mujer. Y aunque no ha sido mi caso, puedo llegar a entender cómo la maternidad puede suponer un freno en el desarrollo de algunas ambiciones, por la falta de sostén político, económico y social en la conciliación. Por otro lado, Sharon Hays, autora especializada en sociología y estudios de la mujer, habla de maternidad intensiva, que define como la dedicación de las mujeres en exclusiva al cuidado de los hijos, y considera la maternidad como el eje de la identidad de la mujer, cuyas prácticas están asociadas a la lactancia exclusiva y prolongada, el apego al bebé, la crianza respetuosa y la dedicación de tiempo a la crianza. Además de la idea naturalizada y romantizada de sacrificio y renuncia.

Muchos de los factores que definen la maternidad intensiva constituyen nuestras referencias de *buena madre*. Pero a la misma vez son incompatibles con nuestra asunción de qué es *buena mujer*, o sea, la que es independiente económicamente, tiene una carrera profesional exitosa, tiene tiempo para cuidarse y disfrutar de vida social, ser buena hija, amiga, pareja, y un largo etcétera. Pero parece incomprensible que si queremos acercarnos lo máximo posible a ser este tipo de madre, con el nivel de dedicación que requiere, no tengamos en cuenta el nivel de renuncia sobre otros roles de nuestra vida que esto va a requerir.

Y este es uno de los grandes retos de la maternidad moderna. Encontrar el equilibrio entre estas dos grandes demandas. Ser madre ahora es sinónimo de desgaste físico, mental y emocional. Y es este uno de los motivos por los que esta generación de madres está planteando el fin de este modelo de maternidad intensiva. Porque es literalmente imposible de sostener, y cada vez más mujeres reclaman disponer de tiempo para sus inquietudes más allá de ser madres, y esto supone un impulso en la transformación del sentido de la maternidad e implica un nuevo modelo.

Seamos la generación de MujeresMadres que dicen cosas bonitas y positivas sobre sus cuerpos.

Cambiemos la conversación. Sintámonos cómodas en nuestra piel de una vez. Y demostrémoslo.

UNA MAMÁ CUALQUIERA

MUJERESMADRES

Capítulo 3:

Esa del espejo no soy yo

La relación de la mujer con su cuerpo en el contexto de la maternidad moderna es un tema complejo que abarca aspectos físicos, emocionales y sociales. A lo largo de la historia, la sociedad ha influido en la percepción que las mujeres tienen de sus cuerpos, y la maternidad no ha escapado de esta dinámica. La presión social y los estándares de belleza generan un juicio constante sobre el cuerpo femenino. Además, las expectativas en torno a la imagen idealizada de la maternidad han influido, y siguen influyendo, en la autoestima de la mujer y en la percepción de su propio cuerpo.

La experiencia física, psicológica y emocional de la maternidad en el cuerpo de la mujer

Las mujeres que somos ahora madres lo somos en una sociedad que empieza a adquirir mayor consciencia sobre la diversidad de experiencias maternas. Y muchas mujeres han comenzado a desafiar los estándares tradicionales y a mostrar sus cuerpos cambiantes. Sin embargo, el juicio social persiste, y a menudo nos enfrentamos a comentarios no solicitados sobre nuestra apariencia y nuestras decisiones relacionadas con nuestros embarazos.

La percepción que las mujeres tenemos sobre nuestro propio cuerpo con la llegada de la maternidad es diferente en cada caso. Algunas se sienten empoderadas y conectadas con su cuerpo en este proceso, mientras que otras pueden experimentar ansiedad y desconcierto ante los grandes cambios físicos. La autoaceptación y la construcción de una imagen corporal positiva son aspectos cruciales para muchas mujeres embarazadas, y el apoyo social y la comprensión juegan un papel fundamental en este proceso. Aunque, claro, esto no siempre es fácil de conseguir porque no solo entra en juego la imagen corporal, sino que también se producen cambios físicos funcionales y, por supuesto, emocionales.

Durante el embarazo se da una falta de control sobre el propio cuerpo: aumento de peso, cambios en la forma y el tamaño, variaciones hormonales... que pueden generar una mezcla de emociones que van desde la aceptación en algunos casos hasta la inseguridad en otros. Lo que sí suele ser un factor común es la sensación de asombro y respeto por la capacidad del cuerpo para crear vida.

Más tarde, el posparto marca otra fase crucial en la percepción del cuerpo femenino. Las mujeres experimentamos cambios físicos notables, y aunque la sociedad tiende a enfocarse en la *recuperación* posparto, es esencial reconocer que cada cuerpo se recupera de manera diferente y a ritmos diferentes. La presión para volver a una imagen corporal preembarazo puede ser un gran motivo de descontento y ansiedad en el posparto. Cuando la realidad es que nuestro cuerpo se pone literalmente al servicio de la vida y experimenta cambios fundamentales para la crianza.

Sobre esto, dos ideas libran una lucha en mi cabeza. Por un lado, me preocupa mi imagen corporal, quizá no tanto recuperar mi figura, sino más bien encontrar mi nueva mejor versión. Y por otro, creo que hay que aceptar los cambios a nivel de imagen que trae consigo la maternidad y que debería ser más importante recuperar la funcionalidad de mi cuerpo que su imagen. Y es aquí, en esta batalla entre estos dos conceptos, donde me digo que querer estar guapa y ser mi mejor versión no significa que no acepte la nueva realidad de mi cuerpo. Y me surge una reflexión sobre la apariencia física, la belleza y el feminismo.

¿Cuánto nos limita o nos condiciona querer alcanzar nuestra mejor versión física? ¿Y cuánto de real tiene esa mejor versión? ¿Es un objetivo creado desde las expectativas sociales del cuerpo perfecto? ¿Quiero parecerme a esas mujeres con filtro que veo en redes? ¿Cuál es mi objetivo? ¿Verme mejor? ¿Verme perfecta? ¿Cómo de perfecta? ¿Cuál es mi referente? ¿Cuánto me frustra conseguir mi mejor versión? ¿Afecta a mi concepto de belleza la sociedad patriarcal en la que vivo?

La belleza y el feminismo

Para hablar de belleza tendríamos que hacer un repaso histórico, pero como no quiero que esto se convierta en una lectura demasiado densa, voy a empezar por remontarme a los años sesenta y setenta, cuando empieza la liberación de la mujer. Ese momento histórico en que las mujeres empiezan a conseguir derechos legales y reproductivos, acceso a la educación, y se introdujeron en el mercado laboral con nuevas profesiones que hasta entonces eran *de hombres*. Esto supuso una revolución porque rompió con los esquemas de cómo había funcionado la sociedad hasta entonces.

Y una generación después me hallo dudando de si es realmente importante que me preocupe mi belleza, cuando a lo largo de la historia las mujeres se han enfrentado a problemas mayores, y cómo de frívolo es que no reconocerme en mi propio cuerpo pueda generarme malestar emocional. Cosa que nos preocupa a un amplio grupo de mujeres, y que se dificulta con la llegada de la maternidad, cuando nuestro cuerpo cambia radicalmente. Y es que hemos avanzado en muchos ámbitos, pero parece que el tema de la belleza femenina se ha enquistado. Y no solo a nosotras, sino a nivel colectivo. El aspecto físico de la mujer sigue teniendo mucha importancia en la sociedad y mueve industrias millonarias. ¿Por qué?

Según Naomi Wolf, autora de *El mito de la belleza*, «una cultura obsesionada con la delgadez femenina no está obsesionada con la belleza de las mujeres. Está obsesionada con la obediencia de estas. La dieta es el sedante político más potente en la historia de las mujeres; una población tranquilamente loca es una población dócil». En resumen, una sociedad que utiliza la belleza como arma de control de las mujeres. Las imágenes de belleza femenina son un arma política contra el avance femenino. Cuando las mujeres pudieron liberarse del cuidado doméstico, la belleza femenina se convirtió en un nuevo elemento de control, o sometimiento, social. Si una mujer ya puede tener lo mismo que un hombre, ¿cómo puede frenarse el desarrollo pleno de esta? Buscando nuevas armas de control. Y aquí caemos en el mito de la belleza y en la violencia estética.

La violencia estética, según la socióloga especializada en feminismo Esther Pineda, es una violencia psicológica que tiene consecuencias físicas en las mujeres producto de la imposición de un canon de belleza y de la sexualización femenina, con lo que se consigue que las mujeres presenten problemas de autoestima, e incluso, trastornos de conducta alimentaria con graves secuelas físicas y emocionales.

Para los hombres la belleza no tiene el peso que tiene para una mujer. Y aunque cada vez cobra más importancia, no se ejerce la misma presión sobre ellos. Porque el valor que se aplica a la belleza en cada caso es muy diferente. Para el hombre, su valor no radica en su belleza. Radica en su éxito y su masculinidad, cosa que tampoco es saludable. Y para la mujer, su valor a lo largo de la historia ha residido en su belleza y su capacidad reproductora. Y aunque gradualmente vayamos alejándonos de esta idea, sigue teniendo relevancia en la sociedad actual. Por lo tanto, la manera en que está afectando a las mujeres hoy no es más que la necesidad de mantener la estructura del poder, la economía y la cultura, y de perpetuar el control de las mujeres, ya que la belleza nos ocupa energía, tiempo, y dinero.

La juventud nos obsesiona como sociedad. Queremos evitar las arrugas, las canas, y parecer jóvenes eternas. Y es ahí donde ponemos el foco de la belleza actualmente. ¿Por qué? La juventud representa la ignorancia sexual y la falta de experiencia. El envejecimiento, en cambio, no se considera bello. El envejecimiento trae consigo experiencia, y la experiencia es poderosa. Pero si se le resta poder a la experiencia, como la identidad de la mujer está fundamentada por la belleza, permaneceremos vulnerables a la aceptación exterior. Además, esto hace que vivamos en una contradicción, porque mientras las mujeres buscamos expresarnos como mujeres libres, la belleza contradice nuestra situación real. El estándar de belleza no se corresponde con nuestro estilo de vida o posibilidades de estilo de vida, sobre todo con la llegada de la maternidad. Ya no solemos disponer de dos horas diarias para hacer deporte, ni una hora para dedicar al cuidado del cabello y otra media para el *skincare*. Y otra hora más para ir al mercado a por productos frescos y otras dos para cocinarlos. Tampoco solemos dormir ocho horas, ni tener trabajos no sedentarios. Y es aquí donde entra en juego la manipulación mercantil de las grandes industrias de las que hablaba anteriormente; las dietas, los cosméticos, la cirugía estética, la pornografía, etc. Manipulación a la que yo sucumbo fácilmente, por cierto. Y es que la belleza está destruyendo físicamente y agotando psicológicamente a las mujeres. La belleza, o mejor dicho, el concepto actual de belleza, en cierto modo nos esclaviza, nos obsesionamos con el físico, tememos envejecer. Pero envejecer es inevitable, así que empezamos a perder seguridad en nosotras mismas y a considerarnos menos valiosas o menos poderosas. Y así perpetuamos el sometimiento de la mujer.

Como mujer madre, decido seguir cuestionando todos los valores y las visiones del mundo en el que yo he crecido para poder aportarles a mis hijas una nueva visión, un nuevo paradigma y, sobre la belleza en concreto, una nueva forma de entenderla. No desde el sometimiento social, sino desde el disfrute. Quiero que se gusten, que busquen siempre su mejor versión, una versión con la que se sientan cómodas en su propia piel y que no esté marcada por objetivos estéticos inalcanzables. Espero que para ellas la belleza sea más libre, menos rígida. Sin embargo, para mí, a pesar de disponer de la información, me parece difícil no amar la jaula que me encierra. Y aunque día a día me esfuerzo para romper con ciertas cuestiones que limitan mi seguridad y mi autoestima, el camino de la aceptación no siempre es fácil de transitar. Que no es el mismo que el del abandono. Aceptarse no implica abandonarse. Aceptarse y seguir trabajando en conseguir tu mejor versión es compatible. Implica informarse, trabajar también a nivel mental sobre cómo tener una relación más sana con tu cuerpo y tu aspecto. Cómo te hablas es importante. Tu autoconcepto es importante.

Hacer esto por ti debería ser prioritario, pero hacerlo por las mujeres que recién llegan ahora al mundo también. Que nos escuchen hablar de forma positiva sobre nuestros cuerpos, que perciban una actitud relajada en cuanto a la belleza, seguridad y comodidad. Pese al intento por parte de la industria por la inclusión de distintos cuerpos y tallas, se sigue perpetuando la belleza no real con filtros en redes sociales. Con lo bonito que sería querernos de una vez y dejar que el mundo lo viese.

Hasta que no entendamos que el proceso de excitación es diferente en hombres y mujeres, seguirá existiendo una brecha orgásmica en la que, *¡sorpresa!*, las mujeres salimos perdiendo.

UNA MAMÁ CUALQUIERA

MUJERESMADRES

Capítulo 4:

Sexo y maternidad

«Sexo» es la palabra más buscada en Google y, sin embargo, sigue siendo un tema tabú en muchos círculos sociales, mucho más entre mujeres. Por lo que no es una sorpresa que, cuando una mujer se convierte en madre y su vida sexual cambia radicalmente, el sexo sea otra de esas cosas en las que te paras a pensar y te preguntas: ¿Por qué nadie me lo había contado? Así que, hablando de maternidad moderna y desgranando todo aquello que nos pasa con la llegada de la maternidad, no podía dejar atrás nuestra sexualidad y hablarte de ello sin filtros, para que así no digas que nadie te lo había contado.

En el capítulo anterior me centraba en la relación que las mujeres tenemos con nuestro cuerpo y cómo esta cuestión tiene todavía un largo recorrido y un buen margen de mejora. Un ejemplo claro lo encontramos en la sexualidad, donde nuestro cuerpo es generalmente el foco de deseo. Sin embargo, nunca ha sido foco de estudio, empezando por el clítoris, un órgano ignorado, incluso mutilado, y desconocido a lo largo de la historia. El único órgano humano que tiene como función exclusiva proporcionar placer y que, además, solo se encuentra en el cuerpo de la mujer o en los cuerpos biológicamente feminizados. Hasta 1998 (yo ya había nacido) no se reprodujo en su totalidad ni se estudió su anatomía, cuando la uróloga australiana Hellen O'Connell decidió acabar con siglos de discriminación al placer femenino. Gracias, Hellen.

No es casualidad que eso de que las mujeres utilicen el «me duele la cabeza» como excusa para no mantener relaciones sexuales sea una idea extendida, y la industria cinematográfica incluso la haya perpetuado muchas veces al caracterizar los matrimonios heterosexuales. También es una idea extendida, aunque errónea, aquella de que a los hombres les gusta más el sexo que a las mujeres. Y es que el placer masculino ha sido el centro de la sexualidad a lo largo de la historia. Se ha estudiado a nivel médico y científico, se ha tratado de forma abierta en la sociedad y se ha puesto en el epicentro de la sexualidad. El porno se centra en el placer masculino, y tanto la industria pornográfica como la cinematográfica han obviado que los procesos de erección femenina y masculina son completamente diferentes y solo se han ocupado de representar el proceso masculino como principal. Así que es natural pensar que las mujeres disfrutan menos del sexo, pues disponemos de menos información, ya que nuestra sexualidad se ha estudiado y compartido menos, se ha representado de forma inadecuada y, por supuesto, ha sido una sexualidad muchas veces reprimida.

Placer femenino y brecha orgásmica

Cuando una mujer empieza a mantener relaciones sexuales compartidas, su escuela sexual probablemente haya sido el porno, que, como hemos dicho, se enfoca en el placer masculino. Por tanto, inicia su vida sexual sin conocer mucho sobre su propio placer. Incluso puede que su primera experiencia sexual sea compartida, esto es, sin haber pasado previamente por un periodo de autodescubrimiento a través de la masturbación. La masturbación femenina todavía no está tan socialmente aceptada o normalizada como la masculina, de modo que muchas mujeres no comparten sus experiencias al respecto o ni siquiera dediquen tiempo a conocerse para poder después compartir con sus parejas qué les gusta y qué no.

Hay dos secretos para tener buen sexo: conocerte a ti misma y saber comunicarte.

El primero es, para mí, el más importante. Conocerte. Pero hemos crecido en una sociedad patriarcal y en la que la religión ostentaba un papel muy poderoso, mucho más en la educación de nuestros padres que en la nuestra, pero su influencia en nuestra educación y cultura continúa siendo importante. Las religiones han controlado siempre la sexualidad de hombres y mujeres, la han reprimido, sobre todo la femenina, y el sexo ha sido siempre un tema tabú. Un tema del que no puedes hablar con tu madre, tampoco con tu padre. Así que un día te estrenas en tu sexualidad y lo único que has aprendido es que es un tabú, que las mujeres no se masturban, por lo que recurres a la escuela silenciosa del porno, o directamente te lanzas sin saber nada. Y aunque este tabú lo sufren niños y niñas, sí que está mucho más normalizado que los niños se masturben, hablen de sexo, y la sexualidad masculina tiene menos limitaciones y menos prohibiciones que la femenina. Por lo tanto, sí, también en el sexo existe una brecha de género. Qué sorpresa, ¿verdad?

La brecha orgásmica se da principalmente en las relaciones heterosexuales. Según varios estudios solo el 25 por ciento de las mujeres alcanza el orgasmo en relaciones sexuales con penetración. En 2018, la revista *Archives of Sexual Behavior* realizó una investigación al respecto y los resultados fueron los siguientes: los hombres heterosexuales alcanzaban el orgasmo un 95 por ciento de las veces, mientras que las mujeres heterosexuales lo alcanzaban un 65 por ciento si era con su pareja habitual y un 39 por ciento si se trataba de una relación esporádica. Sin embargo, la cifra mejora en relaciones homosexuales entre mujeres, en las que se alcanza el orgasmo en un 75 por ciento. Aun así sigue siendo una cifra inferior a la que representan los hombres, pues el único motivo por el que las mujeres estamos en desventaja con respecto a nuestro placer y deseo sexual no es responsabilidad de nuestros compañeros.

Esta brecha afecta al placer, al deseo y al disfrute, que han sido negados durante siglos a las mujeres, y no nos olvidemos de que hay culturas en las que aún se les prohíbe el placer mediante la mutilación del clítoris. Esta brecha de género con relación a la sexualidad se da por varios factores. Uno de ellos es el factor cultural, la represión de la sexualidad femenina. Otro es la falta de investigación académica y científica sobre placer femenino. También influye que el porno tradicional siga siendo el más consumido, al igual que la estandarización del tipo de relación sexual, es decir, entender el sexo desde un punto de vista coitocentrista.

Para superar esta brecha todas tenemos el poder individual de hacerlo en nuestra propia intimidad, informándonos, aprendiendo, comunicándonos con nuestras parejas, etc. Pero además, tenemos la responsabilidad de cambiar esto para las siguientes generaciones. El placer es un derecho, por lo que la tarea no es solo personal, sino social. Y una de las áreas que requiere de mayor atención por nuestra parte, siendo mujeres y madres, es el consumo de pornografía de nuestros hijos. La edad media a la que los niños y niñas empiezan a consumir porno en la actualidad es a los nueve años. Esto significa que se trata de una de las principales fuentes *educativas* en materia de sexo. Y como, por regla general, la pornografía tradicional muestra al hombre como protagonista y a la mujer como una herramienta diseñada para satisfacer el placer masculino, esto es lo que nuestros niños y niñas entienden por sexo. Así que recae sobre nosotros la responsabilidad de explicarles que el porno es una representación exagerada, que no es lo mismo que el sexo y que hay que saber identificar dónde está el límite de la ficción. Que cuando tienes relaciones con alguien, debes respetar a la otra persona, que debes pedir consentimiento, y también darlo, por supuesto. Y que el sexo existe para ser disfrutado. Que si no hay disfrute, no hay placer, y si no hay deseo, no debería haber sexo.

Sexo en la maternidad

Cuando estamos embarazadas conectamos con nuestra parte más primitiva, el instinto animal. El cuerpo toma un papel protagonista. Adquieres más consciencia de tu cuerpo a la vez que pierdes también cierto control sobre él. Porque el cuerpo cambia. Y las partes que estaban antes más relacionadas con la sexualidad, como los pechos o los genitales, cobran otro sentido porque tienen una nueva utilidad. Durante el embarazo las madres de tu entorno empiezan a contarte cuántos puntos les dieron en los genitales a consecuencia del parto, cómo se les agrietaron los pezones o lo dolorosa que fue su mastitis. Así que el concepto de tus zonas íntimas o erógenas empieza a cambiar. Sin embargo, el cuerpo de nuestra pareja, sea hombre o mujer, que no está gestando, no experimenta ninguna transformación. Por lo tanto, tu pareja, si la tienes, va a intentar mantener vuestra vida sexual tal y como era antes del embarazo. Que el cuerpo de la gestante cambia es un hecho innegable, es posible que para ti algo ya no encaje y que, por lo tanto, se produzca una desconexión. Es aquí cuando empieza el distanciamiento sexual de la pareja tras la llegada de los hijos.

La desconexión o desvinculación de las mujeres con su sexualidad es más común de lo que públicamente compartimos. Sobre todo la desvinculación de la sexualidad en pareja. Pero en muchas ocasiones también de la sexualidad individual. Es importante hacer una diferenciación, ya que la raíz de esta desconexión podría ser diferente. Por un lado, disminuye la libido o el deseo sexual como una respuesta del propio cuerpo en el posparto y que afecta a la sexualidad de la mujer, ya sea individual o compartida. Por otro lado, pueden surgir problemas con la pareja que pueden derivar en una disminución del deseo hacia esa persona, aunque siga habiendo deseo sexual individual o hacia otras personas.

La disminución de la energía sexual en la maternidad puede darse por el baile hormonal que experimentamos, pero también por factores fisiológicos tales como los cambios en nuestro cuerpo, no reconocernos en él, posibles dolores por episiotomías, desgarros, cesáreas, etc. Por supuesto, también nos afecta el cuidado del bebé y todo lo que implica: no descansar, dedicación plena a la criatura, falta de tiempo personal, por ejemplo. No olvidemos la parte emocional y de salud mental: posibilidad de sufrir una depresión posparto, miedos e inseguridades, cambio de prioridades, adaptación al nuevo rol de madre, etc. Otras cuestiones derivadas de la maternidad pueden fomentar esta desconexión con nuestra sexualidad en pareja, como la transición de pareja a familia. La llegada de los hijos, aunque suele ser una decisión planeada y deseada, no deja de ser un cambio importante en la vida de los individuos que la componen, y como todo cambio requiere un periodo de adaptación. Ahora, como familia, toca redefinir el papel de cada uno, a nivel individual, pero también como equipo. Y esto implica mucha comunicación, mucha negociación y alguna que otra crisis. Esto afectará a la calidad de la relación, a la complicidad, a la intimidad y, por lo tanto, a la energía sexual.

Si estás pensando que tu vida sexual se ha acabado, ya te adelanto que no es así, pero que probablemente sí que esté atravesando un momento de crisis debido a todos los cambios que acabo de resumir. También puedes estar pensando que simplemente ya no tiene el interés que tenía antes para ti, que ahora prefieres dedicar tu energía a otra cosa y que prefieres invertir el escaso tiempo del que dispones en dormir. ¿Y sabes qué? Que es normal que lo sientas así. No eres rara, no hay nada malo en ello. Esto les pasa a muchas mujeres, y si hablásemos más de sexo entre nosotras nos daríamos cuenta de que las experiencias son más similares de lo que pensamos y que podríamos encontrar mucha calma sabiendo que no estamos solas. Entonces, que tu foco de energía no esté ahora puesto en tu vida sexual no significa que, cuando los primeros momentos (meses o años, según el caso) de la crianza pasen, vayas a poder retomar tu sexualidad tal y como era antes de la maternidad. Tu sexualidad ha cambiado porque tu cuerpo ha cambiado y porque tú también has cambiado. Y si tienes pareja, como él o ella no han sufrido cambio alguno, es muy probable que no entienda qué te pasa. Para que se lo puedas explicar, primero tienes que entenderlo tú y, ante todo, respetar lo que sientes y cómo lo sientes. No hay un ritmo establecido, no hay una periodicidad establecida. No tienes por qué estar lista a los cuarenta días tras haber parido. Hay quien está preparada pronto, y hay quien lo está mucho después. Ambas situaciones son válidas. Pero es importante que te respetes y que comuniques cómo te sientes.

Después del embarazo, las mujeres sufrimos una pérdida de identidad. Entramos en un nuevo rol, el de madre, sobre el que tenemos muchas ideas preconcebidas. Nos imaginamos qué tipo de madre vamos a ser, cuánto amor vamos a sentir por nuestro bebé, y un sinfín de situaciones imaginarias más. Pero no nos preparamos para el miedo, para el enorme peso de la responsabilidad y para el duelo de perderte a ti misma. Este es el primer momento de incertidumbre que vivimos con la maternidad. Perdernos y no reconocernos todavía en este nuevo rol de madre y mucho menos identificarnos con la nueva mujer que somos. Por lo tanto, es normal que en medio de este caos pierdas las ganas y el interés por el sexo, al menos de forma temporal. Sobre todo en los primeros compases de tu maternidad, cuando tus hormonas tienen que regularse aún y la lactancia y la prolactina andan haciendo de las suyas y mandan tu libido al final de la lista de prioridades en tu vida. Además, si estás amamantando, déjame decirte que tus tetas durante este tiempo no te pertenecen. Son el medio por el que alimentas a tu bebé, están constantemente fuera, te las sacas en la calle, en un restaurante, en casa de tu primo... Por lo tanto, ahora mismo están lejos de ser un elemento erótico, es imposible. Y es normal además que no te apetezca que tu pareja te las toque. Date tiempo, respeta lo que ahora sientes, porque pasará.

Si ya has dejado atrás este periodo de lactancia, pero sigues en los primeros años de crianza, y sientes cansancio extremo, es normal que tu libido no haya vuelto. Y como a algunas mujeres nos cuesta mucho respetar nuestros tiempos, nuestro autocuidado y descanso, voy a ponerte un ejemplo con el que quizá lo que digo se entienda mejor. Cuando un bebé está cansado, llorando, irritable, lo que hacemos es acurrucarle en una manta, mecerlo, darle mimos y acostarle. Pues ahora imagina que tú eres el bebé. Estás agotada, irascible, insoportable. ¿Qué necesitas? Descansar. Y no solo necesitas descansar para mejorar tu vida sexual, también necesitas descansar para cuidarte. Descansar y dar validez al cansancio que sientes, y ponerle remedio, es fundamental para recuperar tu vida sexual. No puedes sentir ninguna energía sexual si estás agotada. Y así el sexo podrá dejar de estar encasillado en esa lista de «cosas que tengo que hacer» y pasará a engrosar la lista de «cosas que quiero hacer». Pero para que esta última lista exista debes tener energía para hacer todo eso que has incluido en la lista. La conversación que tienes contigo misma con respecto al sexo, las palabras que escoges, si son «quiero» y no «tengo que», tienen mucho que ver en cómo tu mente y tu cuerpo lo perciben, y esto se reflejará en la energía que tienes con respecto al sexo.

Este cambio de concepto no va a llegar rápidamente, pero puedes trabajarlo. Por ejemplo, empezando por tener momentos sexuales contigo misma. Tu cuerpo ha cambiado, tú has cambiado, así que es posible que ya no te guste lo que te gustaba antes. Es importante que dediques tiempo a averiguar qué te gusta, cómo, dónde, para que después puedas compartirlo con tu pareja, si te sientes cómoda haciéndolo, claro. Hay parejas que son capaces de encajar las piezas del puzle de forma natural, con mucha comunicación, pero no es así en todos los casos. Si no existía naturalidad y comunicación previa a los hijos, difícilmente las habrá después. En muchas ocasiones a esto se suma, asimismo, la expectativa que teníamos sobre la pareja en su nuevo rol como padre o madre. Igual que nos imaginábamos el tipo de madre que íbamos a ser, nos imaginábamos el tipo de familia que íbamos a ser. Pero, probablemente, del mismo modo que la madre que creías que ibas a ser no se parece a la que eres, ocurra algo parecido con la idea de familia ideal que te habías creado. A nivel sexual la frustración que puede conllevar esta expectativa, en el caso de las mujeres, que tenemos un proceso de excitación muy mental, si en nuestra cabeza está rondando el resentimiento hacia nuestra pareja por no ser el padre o la madre que esperábamos que iban a ser, sea mucho más difícil alcanzar un punto de deseo sexual y excitación para disfrutar de las relaciones sexuales en pareja. Y no solo nosotras las madres lidiamos con este choque de realidad, sino que nuestra pareja también tenía sus expectativas y también está lidiando con su propia realidad. Por lo tanto, cuando entran en juego estos sentimientos, la erótica de la pareja se resiente.

Así que dicho esto, lo primero sería aceptar nuestra nueva realidad como pareja y tomar consciencia de que nuestra cantidad de sexo probablemente vaya a ser menor, pero que podemos trabajar en mejorar la calidad y la conexión. Y para empezar a trabajar en esta conexión es importante que lo primero sea la comunicación. Preguntarnos el uno al otro en qué momento estamos con respecto a nuestra energía sexual, sentar las bases de una nueva vida sexual en pareja y aceptar que es un proceso de readaptación, sobre todo para la madre, que ha parido, con lo que esto supone.

Al final, lo que está claro es que la energía sexual no va a venir a nosotras cuales diosas del erotismo y la conexión va a hacer clic por sí sola. Volver a conectar requiere trabajo. Y un requerimiento para trabajar en ello es la necesidad de alejarnos de nuestro rol de madres y acordarnos de que somos mujeres y que seguimos teniendo ciertas necesidades, como el sexo. Y me parece mucho más fácil reactivar el deseo desde nuestro rol de mujer que desde el rol de madre. Y entendiendo que, aunque de los cambios en nuestra sexualidad se hable poco, es una realidad que muchísimas mujeres viven en el posparto y la lactancia.

La sexualidad y la mujer

El diálogo social aparta a la mujer de su sexualidad con la llegada de la maternidad. Históricamente se ha tendido a vincular la sexualidad de las mujeres con la procreación y la creación de la familia. Y cuando las mujeres no utilizan su sexualidad para lo que se espera de ellas socialmente, se las penaliza. Y aunque avancemos sobre esta idea a nivel social, todavía se hacen juicios públicos sobre mujeres que viven su sexualidad con fines placenteros y no reproductivos. Se sigue mirando de forma diferente a las mujeres que a los hombres en cuanto a cómo ellas disfrutan del sexo. Y esto, inevitablemente, genera una diferencia profunda en la manera en que las mujeres y los hombres viven su sexualidad con la llegada de la maternidad y la paternidad, más allá de los cambios corporales y hormonales.

Aun así, es importante que las mujeres no sucumbamos a esta idea sobre nuestra sexualidad e intentemos vivirla en plenitud y desde la libertad. Y evitemos caer en el «sexo de servicio», o sea, las relaciones sexuales en que la mujer solo actúa para hacer feliz a su pareja y cumplir con la necesidad sexual ajena y no la suya propia. El sexo de servicio parece una herencia cultural estrechamente asociada a la religión. En la mayoría de las religiones la maternidad se ha entendido como el papel fundamental de la mujer, relacionando su sexualidad con la procreación y no el placer. Pero ¿qué pasa cuando se cumple la finalidad de la procreación? ¿Deja acaso el sexo de importar en la vida de las mujeres? Es entonces cuando se plantea la importancia del sexo femenino y se abre un diálogo crucial sobre la evolución de las relaciones de pareja y la emancipación femenina.

Históricamente, el sexo ha estado vinculado a la procreación y, en muchos casos, se consideraba parte integral del acuerdo matrimonial, por lo que muchas mujeres caían, y caen, en el «sexo de servicio» para con sus parejas. Pese a que tras la revolución feminista y la liberación de la mujer hemos conseguido avanzar en muchos ámbitos de nuestras vidas, el sexo femenino sigue siendo uno de esos tabúes donde estamos lejos de alcanzar los mismos derechos. La idea arraigada de que el sexo es una responsabilidad o deber conyugal persiste en algunas sociedades, y esto crea presiones sobre las mujeres para conformarse con roles tradicionales en la intimidad. Pero el sexo debería ser una elección personal y no venir determinado por roles predefinidos.

Avanzamos, lento, pero avanzamos, con respecto al placer, al consentimiento y la igualdad en las relaciones íntimas. Aun así, aún persisten desafíos como la presión social, los estereotipos de género y la falta de educación sexual integral. Por lo que es fundamental que pongamos estos temas sobre la mesa, que formen parte de nuestras conversaciones con hombres y mujeres y que cuestionemos las normas impuestas, pues la liberación de las mujeres de las restricciones sociales y culturales debe pasar primero por reconocerlas para después poder romperlas. Las mujeres merecemos participar en experiencias sexuales de manera libre, consensuada y respetuosa.

«*Si necesitas algo, ya sabes*».

Yo: Necesito una red de apoyo, una tribu.

«*Pero ¿qué te pasa? ¿Estás cansada? Pues duerme cuando el bebé duerma*».

Yo: Oye, pues si pudieras venir a casa y...

«*Disfruta cada momento, ¡pasa muy rápido!*».

UNA MAMÁ CUALQUIERA

MUJERESMADRES

Capítulo 5:

¿Cómo salgo de la cueva?

Monotemas e invisibles

La transición de «mujer» a «mujer que es madre» es uno de los caminos más duros, solitarios, emocionantes, bonitos, aterradores e ilusionantes que vas a transitar en tu vida.

Creo que las madres y los hijos son como seres olvidados en la sociedad moderna. Las madres son *empujadas* fuera de la sociedad hasta que son productivas de nuevo. Son consideradas seres monotemáticos, que a su vez están lidiando con cambios hormonales que las convierten en personas extrañas que no hay quien entienda. Y alrededor de ellas se escuchan comentarios del tipo: «Ah, está loca con la niña, se cree que es la primera madre de la Tierra… cuando todas hemos criado y no nos ha pasado nada», o «*Está obsesionada, no habla de otra cosa…*».

Probablemente así sea. Durante un periodo las mujeres al convertirnos en madres somos monotemáticas, quizá nos creamos que lo que estamos viviendo nosotras es lo más duro o lo más bonito, que nuestro parto ha sido el más duro, o el más bonito, que nuestra lactancia está siendo la más difícil, o la más feliz del mundo. Pero es que ser monotema cuando vives una experiencia tan transformadora en tu vida es normal. Y no quiero comparar el tener hijos con ninguna otra cosa porque no hay nada igual, pero, por ejemplificar, si una persona vive una experiencia transformadora como lo puede ser una enfermedad, un accidente grave o triunfar en un deporte, competir a nivel olímpico, seguro que esta persona durante un tiempo también va a centrar todas sus conversaciones en una misma temática. Lo anormal sería que hablase de cosas que nada tienen que ver con su vida actual.

Por lo tanto, este encasillamiento que se hace a las madres, esta expulsión, no ayuda. Invisibiliza la maternidad. Aísla. Y es que el trabajo de ser madre ahora lo hacemos de forma individual, y con individual no me refiero a solas, podemos hacerlo en pareja, pero es mucho más individual de lo que era antes, cuando se criaba en comunidad. Grupos de mujeres criaban codo con codo. Se cuidaban unas a otras, y cuidaban a los niños entre todas. Las madres necesitan cuidado, necesitan apoyo en esta transición. Nadie entiende mejor por lo que estás pasando que otra mujer madre. Y en la maternidad moderna este cuidado a las madres no existe, o es muy limitado.

Una madre no es un ser poco interesante. Es una mujer que antes de la maternidad también tenía un mundo lleno de proyectos e ideas. Al convertirse en madre, una mujer no se convierte en un ser vacío y aburrido, sino que todo su mundo se transforma de mil maneras diferentes. Sigue teniendo un mundo lleno, aunque quizá ahora esté lleno de otras cosas. No deja de ser interesante, no deja de ser productiva. Pero sí se ha puesto al servicio de la vida, y está intentando entender qué hay ahora dentro de sí, su cerebro se ha modificado, y lo seguirá haciendo, según las últimas investigaciones, hasta seis años después del parto para adaptarse a los cuidados y las necesidades de su bebé. Su cuerpo ha cambiado con el embarazo, su piel se ha estirado, y de su vulva ha salido un cuerpo de tres o cuatro kilos que ahora depende de ella para alimentarse y sobrevivir. Y sobre todo, esta mujer que ha sido madre está intentando averiguar quién es ahora como mujer. Se ignora que las mujeres con la llegada de la maternidad necesitan hablar de lo que les pasa, que su mundo se ha puesto boca abajo, que necesitan hacer nuevos lazos con gente que las entienda, que empaticen con ellas, que las escuchen. La necesidad de hablar entre mujeres que también están viviendo la maternidad es un factor clave para la integración del rol de madre en la nueva identidad de la mujer.

No solo nos volvemos invisibles para la sociedad, también para el mercado laboral. Quizá leyendo esto puedas pensar que las madres no se vuelven invisibles para la sociedad, porque toda la vida nace de nosotras. Y es verdad que existe el Día de la Madre, hay mucho mercado comercial que tiene como foco a las madres, sí. Pero ¿qué pasa con la conciliación?, ¿qué pasa con la salud mental materna?, ¿qué pasa con el cuidado a las madres? Que somos el motor principal de la sociedad; somos las que nos encargamos de la crianza principalmente, pero además trabajamos porque si no estuviéramos en el mercado laboral también nosotras, el sistema no se sostendría. Y ¿tenemos facilidades? No. ¿Se nos cuida? No. Así que si me preguntas a mí, sí, somos invisibles.

Con la llegada de la maternidad algunas mujeres están tan volcadas en su rol de madre, un rol altamente demandante, que toman reducciones de jornada, excedencias o incluso abandonan sus carreras profesionales para dedicarse al cuidado de sus criaturas. La dedicación total a la maternidad es en ocasiones por puro deseo, pero en otras ocasiones por no disponer de una red de apoyo, o un sistema que pueda sostener una conciliación real. Y el salirse del mercado laboral, de la vida social, puede suponer que, cuando esté lista para volver a introducirse en sus círculos, cuando se sienta preparada para salir de la cueva, la mujer encuentre dificultades para encajar. Esto es muy común en el mundo laboral, al que cuesta adaptarse tras una temporada fuera de él dedicada al cuidado de los hijos.

Por otro lado, se pretende que acallemos esta voz interna que nos grita que no nos separemos de nuestro bebé de forma temprana o precoz para volver a trabajar. No todas las mujeres y no todos los hijos están preparados para esta separación. En ocasiones, la idea de separarnos nos paraliza. Sin embargo, en la mayoría de las ocasiones, esta separación llega sin más remedio, y además hay que reintroducirse al cien por cien, debes dar todo de ti como trabajadora, y si por dentro estás rota porque tu bebé de cuatro meses, que aún no entiende la vida sin ti, pasa muchas horas de su día en una escuela infantil, no importa, tienes que hacer como si nada. Puede que además tengas el pecho que te va a reventar, y esos descansos que los demás aprovechan para fumar o tomar un café, tú los pasas en el baño sacándote leche. Pero de nuevo, no te quejes, haz como si nada y normaliza tu dolor. Tu maternidad debe ser invisible en tu trabajo. Porque en los ambientes de trabajo no se habla y menos se comprende el proceso biológico, químico, físico, psíquico y emocional que vive una mujer una vez que es madre. Independientemente de su vocación profesional, lo que le pasa a una mujer cuando es madre va más allá de su vocación. Y de esto no se habla, esto es invisible. El dolor que puede causarte dejar a tu bebé para volver al trabajo, en el trabajo, es tabú. Porque eso podría suponer que no estés al cien por cien. Entonces no, no puedes admitir que te esté costando la separación o que tengas que salirte de una reunión porque te va a explotar la teta. O incluso dejar la lactancia porque no hay manera de sostenerla.

Si atiendes una llamada del colegio en mitad de una reunión, si te ausentas de la oficina varios días porque tus hijos tienen un virus y están en casa, o si solicitas una reducción de jornada, dejas de ser competitiva en tu lugar de trabajo. Y a no ser que tengas la suerte de que tu entorno laboral empatice con tu situación, que también esto existe, tu única opción es invisibilizar tu maternidad o aceptar tu desventaja. Esto produce un alejamiento de nuestra naturaleza, de nuestro instinto, en este intento por conseguir igualdad de oportunidades en el ámbito laboral, pero también en el social.

Relaciones interpersonales en la maternidad moderna

Existe una generación de mujeres que viven asfixiadas. Pero esta generación, esta misma que ha crecido con un modelo en casa, pero que le han contado la posibilidad de un nuevo modelo, está intentando implantarlo en su nueva familia, a la vez que aspira a tener una carrera exitosa y alcanzar las mismas oportunidades que un hombre. Sin embargo, en la mayoría de los casos no se le ha liberado de la carga mental, tampoco nadie les ha dicho que existe un componente emocional, psicológico y fisiológico que ellas van a vivir con la maternidad, y que sus parejas, si son hombres, no van a experimentar de la misma manera por una cuestión biológica que traspasa toda política de igualdad de género que queramos implementar como sociedad.

Más allá del nuevo panorama laboral y social, la maternidad modifica también las relaciones personales, generando un antes y un después en la dinámica de la pareja, la conexión familiar y los lazos amistosos. Con el nacimiento de un hijo, la vida social experimenta un cambio de rumbo, desencadena una exploración de las amistades que hasta ese momento teníamos, y que algunas continuarán y otras no. Las amistades cambian, esto es indiscutible. Bien porque tu tiempo disponible para sociabilizar se reduce drásticamente, o porque haces nuevas amistades en las que puedas encajar mejor a tus hijos, por ejemplo, otras parejas con hijos con los que ir al parque, amigos del cole, etc. En gran medida la compatibilidad de las vidas determinará la continuidad de la amistad, pero por supuesto también existe el factor de la intención. La intención de que estos amigos te mantengan en su vida y tú a ellos en la tuya, a pesar de las diferencias horarias, de intereses, entre otras cuestiones. Algunas amistades se descalifican por sí solas, ya no encajan, y desaparecen. Otras, sin embargo, se adaptan a tu nueva realidad y te acompañan como mejor pueden y saben. Aunque a veces no sepan, lo intentan. Las conversaciones empiezan a estar entrecortadas por las continuas necesidades de los hijos, y habrá amistades que lo comprendan, y otras que sean incapaces de empatizar con los cambios en tus prioridades y tu nueva realidad. La brecha entre las experiencias de vida se amplía, pero al mismo tiempo se abren oportunidades para establecer conexiones más profundas con las personas que decidan quedarse. A esas amigas y amigos de mamá que no son tías ni tíos de sangre, pero ejercen un papel similar, les adjudicamos los títulos de «tita» y «tito».

Aun así, no siempre es fácil que una persona que ni siquiera se plantea la maternidad pueda entender tus decisiones o cómo es tu mundo ahora. Por lo tanto, muy probablemente tampoco entienda que tus intereses hayan cambiado y que ahora tu tema estrella sea tu bebé. Porque, como decía anteriormente, en la sociedad actual hablar de maternidad y crianza se considera aburrido, un monotema, y por lo tanto, se invisibiliza.

La falta de empatía es real. Porque esta invisibilización de la maternidad hace que haya poca información real, pero muchos juicios y estereotipos. También los hay con la paternidad, pero con un enfoque diferente, que tampoco nos beneficia. El nacimiento de un hijo impacta de forma diferente a padres y madres. Ya que la crianza sigue asociándose principalmente a la mujer. Y aunque hay hombres que se benefician de este privilegio que la sociedad patriarcal les brinda, hay muchos otros que desearían ser corresponsables y que la crianza tuviera un reparto más equitativo, y que se encuentran con un mensaje social que les resta masculinidad si buscan un grado de implicación en el hogar y la crianza superior o igual al de la mujer. Lo cual nos lleva a hablar del epicentro de la transformación, que se encuentra en la pareja. Es posible que en dos personas que comparten la responsabilidad de la crianza, y que muy probablemente hayan cambiado la dinámica de su relación porque ahora hay noches de insomnio, horarios marcados, mayor carga en el hogar y menos tiempo para dedicarse el uno al otro, su conexión se redefina, que se fortalezca, que fomente la admiración del uno por el otro, pero también puede debilitarse, porque la comunicación se complica y cuentan con menos tiempo y menos energía para la intimidad.

La cueva

Si el vínculo de la pareja puede tambalearse, así como el resto de las relaciones interpersonales, parece lógico pensar que también sufre la relación que una mujer tiene consigo misma, que es, con seguridad, la más importante y la que determinará en gran medida cómo interactuará con su entorno. Meterse en una cueva con la llegada de la maternidad no solo es común, es normal. Te despides de la mujer que eras y aún no sabes quién vas a ser como madre ni como mujer. Es un periodo que en muchas ocasiones se vive en la intimidad, porque te sientes vulnerable y porque estás siendo guiada por tu instinto más animal, que te dice que te resguardes y que protejas a tu cría de los peligros del mundo exterior. Es normal si te nace un instinto de leona que no quiere que nadie toque a su cría. Este es tu instinto, que te protege y te guía en un momento en el que te enfrentas a una de las transformaciones más radicales que vas a vivir. Tu cuerpo y energía se ponen al servicio de la vida. Y no hay manuales que puedan brindarte las instrucciones necesarias que te brinda tu propio ser. Tu instinto animal, tu naturaleza. Las sustancias químicas que hay dentro de ti te preparan para el nuevo rol. Y hay estudios que así lo demuestran.

La antropóloga Sarah Blaffer Hrdy, profesora de la Universidad de California, llevó a cabo un sencillo experimento cuando nació su nieto. Testó la saliva de su marido y de ella misma al conocer a su nieto, y repitió la operación varios días después.

En el resultado inicial, la oxitocina de ella, la abuela, había crecido un 63 por ciento, mientras que la de su marido, el abuelo, solo un 26 por ciento. En el segundo testeo, la de su marido ya había alcanzado ese 63 por ciento. Demostraba así que, según la ciencia de la maternidad humana, nuestra respuesta corporal es más rápida ante el nacimiento de un bebé que la de un hombre. El *instinto* aparece en nosotras de forma natural, mientras que ellos necesitan tiempo e interacción con el bebé para alcanzar ese mismo estado.

En el mundo animal, el instinto materno de las hembras es un comportamiento innato, que sin manuales que consultar las guía en cuanto al cuidado de las crías. Se trata de una guía que se nutre de la experiencia acumulada y que tiene como fin la continuidad de la especie, por lo tanto, toca asegurar la supervivencia de la cría incluso por encima de la vida de la propia madre.

En el caso de las mujeres que vivimos en sociedad, no solo nos guía el instinto, sino que también aparece la influencia cultural, que en ocasiones puede alejarnos del propio instinto. Los conocimientos que nos transmiten nuestras madres y abuelas, y otras mujeres de nuestro entorno, conocimientos a los que damos valor porque vienen de mujeres que ya han sido madres, poseen un componente cultural, y también generacional, que no siempre tiene por qué resonar con nosotras ni con el momento en el que hemos sido madres. Por eso, me parece necesario conectarnos con nuestra naturaleza y guiarnos de nuestra sabiduría interna, que, al igual que en los animales, se lleva perfeccionando cientos de miles de años.

El periodo de refugio está caracterizado por ser una fase de ajuste y adaptación, tanto física como emocional, a la nueva situación vital. El cuerpo experimenta transformaciones notables, no solo en el embarazo, también en el posparto. Y la mente se ve inmersa en una nueva dimensión de responsabilidades y cuidados. En este contexto, es natural que muchas mujeres sientan la necesidad de retirarse temporalmente de las demandas sociales para poder centrarse en su nuevo papel como madres. Además de la necesidad de recuperación física tras el parto, también buscan así disfrutar de la suficiente calma para establecer una conexión con el bebé y adaptarse a la dinámica familiar cambiante. Es un tiempo que la mujer toma para nutrirse a sí misma y al recién nacido. Aunque, por supuesto, esta retirada no implica el aislamiento total, pero sí sugiere una priorización consciente de las necesidades del bebé y de la propia mujer. Y es importante respetar este tiempo y no sucumbir a la expectativa social de que las madres regresen rápidamente a sus roles anteriores.

Durante este periodo muchas mujeres experimentan la soledad de la maternidad. Yo misma me sorprendía de cómo la maternidad podía sentirse tan solitaria, cuando realmente no estaba sola ni un minuto del día. Y sigo sin estarlo, ya que tengo mis dos sombras, que vienen conmigo hasta al baño. Pero de alguna manera se siente solitaria. Y esto es porque en la maternidad moderna la crianza es individualista. De alguna manera, encuentro compañía y consuelo cuando comparto con otras mujeres madres las experiencias que me inquietan, siempre sin filtro, porque si no de nada serviría. Y por suerte, dispongo de una plataforma y una comunidad, que es MujeresMadres, donde puedo hacer lo mismo para otras mujeres: plantear abiertamente un tema, por tabú que sea, por poco que se hable de él, y de inmediato, mi bandeja de entrada se llena de mensajes, las publicaciones reciben multitud de comentarios de agradecimiento por normalizar algo que creían que solo les pasaba a ellas. Y esto no solo ayuda a muchas mujeres, también me ayuda a mí, porque yo también dudo en muchas ocasiones de si lo que me pasa o siento es común o es algo que solo me ocurre a mí.

¿Y mi tribu?

A lo largo de la historia, el concepto y la experiencia de la maternidad han ido evolucionando , especialmente en la forma en que se vivía y en el apoyo que las madre recibían. En las sociedades antiguas y tribales, la maternidad solía ser una cuestión colectiva, de la tribu. Las embarazadas y las madres recientes tenían la red de apoyo de la tribu, por un lado, las mujeres que compartían sus conocimientos, recursos y responsabilidades, y por otro, los hombres que aseguraban el alimento. Las mujeres estaban rodeadas de otras mujeres que compartían sus experiencias y brindaban soporte durante todo el proceso de embarazo, parto y posparto. Este enfoque comunitario de la maternidad permitía una transmisión efectiva de sabiduría y conocimientos entre generaciones, y contribuía a una sensación de pertenencia y seguridad para las nuevas madres.

Con el tiempo, la transición hacia sociedades más individualistas ha hecho que la maternidad se experimente y viva de manera diferente. Factores como la urbanización, la movilidad geográfica y la evolución de las estructuras familiares han contribuido a la fragmentación de las comunidades, y por lo tanto, a una mayor independencia y autonomía de las unidades familiares. En las sociedades actuales, a menudo enfrentamos la maternidad de forma más individualista, e incluso en ocasiones lo buscamos, porque también nos brinda la posibilidad de tomar decisiones personales que antes las mujeres no podían hacer condicionadas por su comunidad. Esta transición hacia un modelo más individualista trae mayor libertad en las decisiones, pero también un aumento en la responsabilidad individual para afrontar la crianza. La falta de una red de apoyo comunitario puede suponer que las mujeres nos sintamos en muchas ocasiones aisladas, solas o perdidas.

Además, las mujeres que somos ahora madres tenemos la presión social y cultural para lograr la autonomía financiera y profesional, y la falta de políticas de apoyo también contribuye a la sensación de carga individual. Al fin y al cabo, la manera en que las mujeres vivimos ahora la maternidad no es más que un reflejo del papel que ocupamos en la sociedad. En nuestras maternidades se reflejan las transformaciones sociales y culturales. Y aunque la autonomía puede ser empoderadora, también pone de manifiesto la necesidad e importancia de desarrollar sistemas de apoyo sólidos y políticas que reconozcan las necesidades cambiantes de las madres en la sociedad actual.

El libro *¿Dónde está mi tribu?*, de Carolina del Olmo, responsabiliza de este cambio en la forma de criar y organizar la familia a la vida moderna. Una vida en que, según esta autora, priman los valores del mercado como principios universales y rechaza los compromisos y las ataduras. Pone también de manifiesto que a raíz del individualismo y las relaciones de competencia que este promueve, el mercado laboral ya no solo forma parte de la vida fuera del hogar, sino que ha penetrado en la forma de relacionarnos con las personas más cercanas. «En un mundo que ensalza la virtud de la independencia y la realización personal, enlazándola al consumo, al ocio y al trabajo, la maternidad o la familia, la red de cuidados necesarios para el desarrollo, solo pueden aparecer bajo la etiqueta de esclavitud», escribe la autora.

Y es que aunque pueda sonar muy duro, muy frío, aquello de que el cuidado y la familia puedan entenderse como una *esclavitud*, cierto es que, en el ritmo frenético en el que la mayoría de las familias de clase media viven en la sociedad actual, el cuidado llega a ser un punto de conflicto por el difícil encaje que tiene con el resto de los ámbitos de la vida. La vida familiar está sometida a la vida laboral de los adultos que la componen. Y según el modelo actual, la única salida que se está encontrando es la del sacrificio de la vida laboral de uno de los progenitores, generalmente la de la madre. Y en los casos en que las reducciones de jornada y excedencias no son posibles porque merman la capacidad económica de la mujer, y de la familia, los malabares para gestionar el cuidado pueden convertirse en una fuente de estrés importante. Por esto digo a menudo que la maternidad moderna, entendiéndola como esa maternidad en que la mujer debe llegar a todo, solo funciona al coste de nuestra salud mental.

Además de la responsabilidad de la vida moderna en esta individualización de la maternidad, también existe un componente biológico, que ya he mencionado, que empuja a muchas mujeres a vivir este periodo de refugio o a meterse en la cueva. En mi caso, este periodo ha durado tres años, pero puede ser diferente en cada mujer. Igual que el posparto no dura cuarenta días, tampoco hay, o no debería haber, un periodo establecido. El posparto, o puerperio, y este periodo de refugio van muy unidos, ya que al comenzar el puerperio se suele buscar refugio. Son los momentos más vulnerables a nivel físico y emocional. Y aunque gradualmente se produzca la salida de ese refugio, una mujer puede seguir en un periodo de posparto más tiempo. La salida del refugio no es un proceso uniforme y puede variar de una mujer a otra. Este periodo de reclusión no debería ser visto como una debilidad o una falta de compromiso con la vida social, sino más bien como una fase esencial para la adaptación al nuevo rol. A medida que la mujer emerge lo hace transformada. Su perspectiva de la vida, sus prioridades y su identidad han experimentado en este tiempo un cambio significativo, y seguramente seguirán cambiando. Por lo que en lugar de apresurar este proceso, la sociedad debería reconocer y apoyar la importancia de este tiempo de retiro, permitiendo a las mujeres volver a integrarse de manera más segura y sólida, y no de forma forzada por la reincorporación laboral, como sucede en la mayoría de los casos.

El nuevo puzle

En ocasiones se produce esta reincorporación a la sociedad de forma precoz. Y las mujeres, aunque fuera del refugio, seguimos en posparto. Aunque no te apetezca hacer ese viaje de trabajo y separarte de tu bebé, aunque no te apetezca esa cena de bienvenida que te han organizado porque preferirías descansar ya que llevas noches sin dormir. Aunque tus prioridades cambien, cuando estás en sociedad, la presión para decir no la sienten muchas mujeres. Generalmente aquellas que todavía no han encajado todas las piezas del puzle, cosa que, para mí, esto es hallarnos aún en el puerperio o posparto. El posparto dura tanto tiempo como tardes en volver a sentir equilibrio. Durará tanto tiempo como tardes en encajar todas las piezas del rompecabezas. Y encajarlas no es fácil. Sobre todo porque tu puzle ahora no se parece en nada al anterior, y porque hay piezas que siguen siendo las mismas, solo tienes que ver cómo las vas a encajar ahora, pero existen nuevas piezas que igual aún no has encontrado.

Y por dejar de usar analogías, puedo hablar de mi propia historia. Decía antes que yo he estado en refugio, y en posparto, al menos tres años. Cuando nació Gala me volqué de lleno en mi rol como madre. Después llegó Carola, y seguí volcada en mi maternidad. Hasta que un tiempo después, sentía que, aun creyendo que había encajado todas las piezas de mi nuevo puzle, algo no funcionaba. Algo faltaba. Y ese algo era mi identidad como mujer. Mi nueva identidad. Tenía clarísimo quién era como madre, como trabajadora, como esposa, como hija, como amiga. Pero no tenía ni idea de quién era yo. Qué me gustaba, cuáles eran mis intereses, cuál era mi pasión. Estaba al servicio de mi maternidad, entregada, y el resto de las piezas las había encajado en torno a esto: un trabajo sencillo que no me quitase mucha energía para poder dedicarla a la crianza de mis hijas; había reducido mis salidas y quedadas con amigas para poder dedicar más tiempo a mi familia; había eliminado el deporte de mi vida porque también me quitaba tiempo en casa... Y tres años después de haber sido madre colapsé. ¿Por qué? Porque me había olvidado de mí. Porque me faltaba la pieza central, alrededor de la cual debía haber ido configurando el puzle, dándole especial importancia a la maternidad, porque para mí lo es, pero sin olvidarme de mí misma. Así que tuve que volver a romper el rompecabezas para poder encajarlo todo de nuevo. Y aunque es un proceso que consiste en mirar hacia dentro, de trabajar contigo, de cuidarte, de escucharte, y esto no siempre es fácil cuando con la maternidad el tiempo se convierte en un bien de lujo, hacer esta inversión en ti es un acto tan sanador que hace que todo se ensamble de forma natural y sencilla, y que vuelvas a encontrar el equilibrio.

La vida de una madre trabajadora *(o mujer madre que trabaja fuera de casa):*

Algunos días mi trabajo sufre porque mis hijos me necesitan. Y otros días sufren mis hijos porque me necesitan en mi trabajo.

UNA MAMÁ CUALQUIERA

MUJERESMADRES

Capítulo 6:

Trabajar y criar

En mi cabeza todavía no existe la posibilidad de trabajar y criar conciliando. Trabajo y crío, sí, pero no sé ni cómo. O sí, sí lo sé, renunciando. Y es que las mujeres que somos ahora madres vivimos en una disonancia entre lo laboral y la familia. ¿Por qué? Porque hemos crecido en familias con roles de género tradicionales. Pero a la misma vez formamos parte de la generación que ya se ha educado en la igualdad de derechos. Por lo tanto, hemos creído que íbamos a poder acceder a puestos de trabajo y tener una carrera exitosa como nuestros padres, pero también hemos crecido viendo que la mujer criaba y era la cuidadora principal, e incluso en algunos casos, estas mujeres también trabajaban fuera del hogar. De modo que creíamos que íbamos a poder trabajar como nuestros padres, involucrados en sus carreras profesionales y sin grandes tareas ni responsabilidades en el hogar, y criar como nuestras madres, entregadas y siempre dispuestas. Pero luego llega la maternidad, y vemos que tenemos que renunciar a algo, y que si no lo hacemos, nuestra salud mental, física y emocional es la principal perjudicada. Porque no existe la conciliación real, o solo en muy pocos casos. Y no existe un sistema que nos sostenga, ni tampoco la corresponsabilidad es una realidad en la mayoría de los hogares y familias actuales.

Mi historia de no conciliación

Mi propia historia, y el nacimiento de este libro que tienes entre las manos, es fruto de un intento de conciliación. Trabajaba en el mundo corporativo, tenía un buen puesto, un buen salario, un ambiente de trabajo agradable, pero mi vida giraba en torno al trabajo. No tenía hijos y no me importaba dedicar tiempo a mi carrera profesional, incluso me mudé de ciudad solo por trabajo. Crecía profesionalmente y estaba bien valorada, lo cual me hacía sentir que esto de la igualdad de derechos no era tan mentira al fin y al cabo, pues había muchas mujeres en la alta dirección de la compañía y no había discriminación salarial. Al cabo de unos años trabajando para la misma compañía me quedé embarazada y todo empezó a dificultarse. Estando de treinta y cinco semanas, con una barriga con la que apenas podía abrocharme el cinturón del coche, seguía viajando y conduciendo durante horas. El convenio al que pertenecía no consideraba una baja anticipada, y mi médico de cabecera me decía que no estaba enferma y que, por lo tanto, tampoco podía dejar de trabajar, solo estaba embarazada y si no podía realizar mi trabajo era responsabilidad de la compañía. Así que como decía mi abuela, «uno por otro, otro por uno, y la casa sin barrer». Así que allá que seguía yo con mi barriga que crecía y crecía, haciendo kilómetros. Ni la compañía tenía una política que pudiera sostenerme en mi situación, ni tampoco la tenía el sistema de sanidad pública. Primera bofetada de realidad sobre conciliación en la maternidad. Obviamente esta solo fue la primera. Después recibí muchas más, y las sigo recibiendo a día de hoy.

Di a luz, *disfruté* de mi permiso por maternidad y me reincorporé a un trabajo que antes me gustaba, pero que, después de nacer mi hija, empecé a odiar. Las horas de más que antes le dedicaba ya no quería dedicarlas, y esto hizo que mi productividad bajase y mi motivación también. Segunda bofetada, cambio de prioridades. Aunque tenía la suerte de contar con una jefa maravillosa, que hoy es mi amiga y a la que adoro, que hizo lo posible por ayudarme a conciliar y me buscó un puesto dentro de la compañía que pudiese hacer desde casa. Así que empecé a teletrabajar, y llegó la tercera bofetada. El teletrabajo no es conciliador, es agotador. Es cierto que, si tu hijo enferma, puedes estar en casa con él, pero las reuniones no desaparecen, ni los plazos de entrega. Por lo que al final terminas sobreestimulada por intentar llegar a todo y no poder. Porque, además, ya que estás en casa, pones una lavadora, recoges la cocina… Y esas horas que antes dedicabas al trabajo, ahora las dedicas a tres cosas más. A todo esto, mi marido es bombero, trabaja turnos de veinticuatro horas, y en aquellos momentos estábamos en plena pandemia por la COVID-19 y los días que no tenía guardia estaba haciendo de voluntario desinfectando residencias de ancianos, repartiendo mascarillas en hospitales y cualquier otra cosa que fuera necesaria. Ayudar va en su ADN, cosa que me enamoró de él en su día, pero que en esos momentos de agobio y difícil conciliación no me gustaba tanto.

Al año de nacer Gala, me quedé embarazada de nuevo. Y tras el permiso por maternidad de mi segunda hija, Carola, no volví a incorporarme a mi puesto. Antes de que terminase el permiso, busqué un trabajo más sencillo, peor remunerado y con menos beneficios sociales que el anterior, pero que me iba a permitir una conciliación real, porque era más sencillo de realizar, y pensé que así el trabajo requeriría menos de mí. Al fin y al cabo, mi prioridad no era mi carrera profesional, eran mis hijas. De modo que no me importó dar un paso atrás, en aquel momento me pareció una buena idea. Pero pasaban los meses y yo iba perdiendo la motivación. Estaba haciendo un trabajo para el que estaba sobrecualificada y que, además, tampoco me garantizaba el tiempo que yo quería dedicar a mis hijas. Había renunciado, aunque me había vendido a mí misma la película de que lo hacía porque quería y no por pura supervivencia. Las personas de mi entorno me decían que el sistema estaba montado así, que así era la vida de la mayoría de las familias, y que me estaba obsesionando por pasar tiempo con mis hijas. Pero para mí, dejarlas en el colegio por la mañana y verlas por la tarde un par de horas antes de dormir no era suficiente. No había decidido ser madre para ver a mis hijas dos horas al día. Para que otra persona me contase las primeras veces de mis hijas y yo no ser testigo de ello. Y entré en una crisis personal importante.

No veía la salida.

Por suerte tengo un lado místico y espiritual, y una intuición muy grande que me guía en momentos de incertidumbre. Así que decidí ignorar aquellos no consejos de mi entorno y dejar mi trabajo corporativo. Dicho así puede parecer fácil. Pero soy consciente de que no todo el mundo tiene esta posibilidad de escoger. A nivel familiar hicimos un plan, mi marido creyó en mi proyecto y mis posibilidades, y lo dejé todo para iniciar un nuevo camino.

En este proceso me di cuenta de cómo me condicionaba mi infancia en la manera en que me relacionaba con el trabajo y la familia. Mis abuelas eran polos opuestos. Mi abuela paterna era una mujer moderna, había sido empresaria, económicamente pudiente, pero ausente en la infancia de sus hijos. Y mi abuela materna representaba el rol de mujer-madre tradicional: cariñosa, cuidadora, cocinera y, por supuesto, presente. Pero dependiente económicamente de su marido. Por lo tanto, esta dualidad es algo que forma parte de mi sistema de creencias sobre trabajar y criar, y con el que intento romper cada día, pero que no es nada fácil.

Y así fue como nació MujeresMadres. Un espacio para hablar de todo lo que nos pasa a las mujeres con la llegada de la maternidad. Donde no hablo de hijos ni de crianza, porque para eso hay profesionales maravillosos que dan pautas e información muy valiosas. Yo hablo de mujeres. Y lo hago aquí, en este libro, hablando de maternidad moderna. Lo hablo en mi pódcast MujeresMadres, y también divulgo información relacionada en redes sociales. Puedo conciliar mejor siendo mi propia jefa, sí. Pero la conciliación sigue siendo un reto. Habiendo hecho de MujeresMadres mi trabajo, sigo teniendo plazos de entrega y reuniones, y además soy autónoma. Por lo que si una de mis hijas se queda en casa por un virus durante una semana, mi productividad baja mucho, y, por lo tanto, también lo hacen mis ingresos. Así que sigo lidiando con la difícil conciliación, aunque desde un punto de vista mucho menos estresante, por supuesto. Además de poder hacer lo que me gusta, que es un lujo que en mi trabajo corporativo no tenía.

Cuento mi historia, y habrá mujeres que la sientan inspiradora, y otras que se queden en que mi punto de partida es privilegiado, de lo cual soy totalmente consciente. Pero este no ha sido mi primer emprendimiento, más bien el cuarto. Los tres anteriores, fallidos. Pero que me dieron mucho conocimiento y aprendizaje para volver a lanzarme.

Y aquí no solo hay privilegio, aquí también hay mucha valentía. Porque dejar una estabilidad económica por un emprendimiento incierto, teniendo dos hijas pequeñas, da mucho miedo, mucha incertidumbre, y también genera mucha culpa. Culpa por que, al apostar por mí, ponga en riesgo su estabilidad económica.

Con todo, ahora puedo estar escribiendo sobre el final feliz de mi historia, en la que todos hemos ganado porque yo me siento más plena, más feliz, ya que puedo dedicarles el tiempo que quería, estoy más calmada, menos estresada. Resumiendo, que soy una mejor versión de mí misma de la que mi familia se beneficia. No ha sido fácil. Y sigue habiendo retos a los que me enfrento, incertidumbre y miedo. Pero he escogido, he arriesgado y siento que he ganado.

Sea cual sea tu realidad con respecto al trabajo y la crianza, quiero que sepas que hay opciones. Y que no tienes por qué sentir que escoges entre un rol y otro, el de madre o el de mujer. Porque la vida fluctúa, la situación familiar va cambiando, y lo mismo puede hacer tu carrera profesional. Otra cosa es que sea o no justo que las mujeres, por regla general, tengamos que adaptar nuestra carrera, o frenarla, y en el caso de los hombres esto no sea así, o no en la misma medida. Pero al fin y al cabo, lo más inteligente, para mí, es que busques tu salud mental, física y emocional, y no intentes llegar a todo, ya que vivirás constantemente frustrada. No serás ni la madre ni la trabajadora que te gustaría ser.

Dicotomía: ser mujer y madre

Con respecto a cómo encajar los roles de mujer y madre, las mujeres solemos movernos en una dicotomía. Y empieza a formar parte de la conversación social esta difícil situación en que nos encontramos ante la maternidad, aunque todavía no existan soluciones reales de conciliación y estemos libres de juicio si elegimos dar prioridad a un rol u otro. Y es que la maternidad genera tanto debate que, aunque nos parezca que se habla mucho de maternidad a nivel social, la realidad es que es un tema tabú para muchas mujeres. No todas se atreven a decir que hay días en que no pueden más, no todas hablan de cómo ha cambiado su vida, de cuánta calidad de vida han perdido. Ni de las injusticias que afrontan en su trabajo por haber sido madres. Ni alzan la voz sobre sus vivencias reales. Porque nos importan las críticas, porque hay críticas. Muchas, demasiadas. Y también juicio, por supuesto. Y aquí, en esta crítica, en este juicio, estamos todos. Todos somos responsables de esto.

Yo era mucho mejor madre antes de ser madre. En mi cabeza albergaba unas ideas preconcebidas y una expectativa sobre el tipo de madre que iba a ser. Y juzgaba internamente a otras mujeres cuando veía que su maternidad se alejaba de mi ideal de maternidad. Todos tenemos culturalmente integrado cuál es la etiqueta de buena madre y cuál es la de mala madre. Existe un estándar de buena madre, una identidad universal que nos pone a todas bajo el mismo paraguas. Un mismo molde donde tenemos que encajar y que no tiene en cuenta las situaciones personales de cada mujer. Tampoco deja espacio para tener aspiraciones fuera de la crianza de los hijos, donde no hay margen de error sin juicios, donde nuestra queja no cabe, y donde nuestro yo mujer se vuelve invisible.

Las mujeres que somos madres no solo tenemos el reto de la crianza ante nosotras, sino que, además, nos afrentamos al enorme desafío de encontrar nuestro papel como mujer y persona en una sociedad que lo que espera de nosotras es que nos centremos en nuestros hijos, pero que además, cada vez más, ocupemos más puestos directivos en las empresas, públicas y privadas, para compensar esas estadísticas de igualdad que luego estas empresas mostrarán como éxitos en sus informes de recursos humanos. Y el coste que esto conlleva lo pagamos nosotras. Porque se espera que trabajemos como si no tuviésemos hijos y que criemos como si no tuviésemos un trabajo fuera de casa. Entiendo que como sociedad es un avance el que ya no solo se espere de nosotras el quedarnos en casa ocupándonos de la crianza y el hogar, sino que también haya una expectativa sobre nuestra aportación al mundo profesional, porque las mujeres tenemos mucho que aportar. Pero ser tantas cosas también tiene un precio sobre nuestra identidad personal. No tenemos tregua, no tenemos tiempo de ser nosotras, no tenemos energía de encontrar nuestro propósito, no tenemos posibilidad de luchar por nuestros sueños.

Y esta es precisamente una de las situaciones que mejor definen la maternidad moderna. Somos esas mujeres que están sufriendo el cambio de modelo, el cambio en las necesidades sociales. Intentando encajar las piezas de un puzle que aún no sabemos ni qué forma tiene. Se ha integrado al hombre en la crianza y a la mujer en el mundo laboral. Y aun así la mujer sigue cargando más que el hombre. Cierto es que las mujeres somos más capaces. Los estrógenos en el cerebro mejoran el control cognitivo e inhiben las respuestas inadecuadas, dicho en otras palabras, las mujeres somos mejores desempeñando multitareas que los hombres. Es más fácil para nosotras poder ser madres a la vez que tener un trabajo fuera de casa. Aunque, que estemos biológicamente mejor preparadas para esto no significa que sea justo. Biológicamente también somos las únicas que podemos gestar, pero esto no debería significar que tengamos que ser madres solo por tener la oportunidad de serlo, ni que por haber decidido ser madres tengamos que renunciar a nuestra identidad como mujeres con intereses fuera de la maternidad. No debería encasillarnos ni ser un rol limitativo. Porque las madres, más allá de madres, somos mujeres.

Socialmente se tiende a encasillar a las madres en seres aburridos que *hablan de cosas de madres*. Pero es que una mujer que se convierte en madre necesita compartir lo que le está pasando. Necesita una tribu de amigas madres con las que hablar de cómo han cambiado su vida, su relación de pareja, su cuerpo, sus pensamientos, sus prioridades, todo. Su identidad entera se ha transformado, su mundo se ha dado la vuelta. Y compartir esto ayuda. Nos ayuda a estar más tranquilas, a sentirnos más acompañadas y a poder tener una mejor salud mental.

Cómo la maternidad puede afectar la carrera y los objetivos profesionales de una mujer

Indiscutiblemente la maternidad tiene un impacto significativo en la identidad de las mujeres. Y uno de los ámbitos que más modificaciones sufre es el de la carrera y objetivos profesionales. Estas pueden ser algunas de las consecuencias de la maternidad en relación con lo laboral:

- Brecha laboral: reducciones de jornada o excedencias por cuidado de los hijos. Una interrupción que puede afectar a la progresión profesional y a la acumulación de experiencia.
- Discriminación laboral: todavía se entiende que la maternidad puede afectar al compromiso y la disponibilidad en el trabajo. Por lo tanto, esto resulta en falta de oportunidades de ascenso o en la asignación de tareas menos desafiantes.
- Presión social y expectativas: se entiende que el foco de una mujer que es madre es su familia y la crianza de sus hijos, y estará expuesta al juicio y crítica social tome la decisión que tome con respecto a cómo equilibra la crianza con la carrera profesional.

- Desafíos en la gestión del tiempo: la conciliación es desafiante, a veces imposible. Intentar equilibrar las responsabilidades laborales y familiares puede afectar a la calidad de vida de la mujer.
- Falta de políticas de apoyo: no existe suficiente soporte a nivel de políticas laborales que respalden a las madres. Esto genera grandes desigualdades de género en el ámbito profesional.
- Cambio de prioridades: la maternidad a menudo conlleva un cambio en las prioridades de vida. Algunas mujeres reevalúan sus metas profesionales y optan por carreras que ofrezcan mejor equilibrio entre el trabajo y la vida familiar.
- Empoderamiento y habilidades adquiridas: por otro lado, la maternidad también puede empoderar a las mujeres y dotarlas de habilidades como la gestión del tiempo, la resolución de problemas y la empatía, cuestiones valiosas en el ámbito profesional.

En conclusión, la maternidad puede afectar la carrera y los objetivos profesionales de una mujer de diversas maneras. Pero la conciliación todavía no es una realidad, y tampoco lo es la corresponsabilidad. Así que hablemos de ella también.

Corresponsabilidad

No me ayudes, gracias. No me ayudes, no eres ayuda. Eres corresponsable. Deberías ser corresponsable. ¿Sabes qué es la corresponsabilidad? Si no lo sabes no debería ser yo la que te lo explique. Soy madre, sí, pero no la tuya.

En una familia, del tipo que sea, debe darse un reparto equilibrado de las responsabilidades. Si esto no sucede, significa que hay alguien que soporta gran parte de la carga, coordinando, dirigiendo y ejecutando, y alguien que se limita a ejecutar lo que el otro o la otra le indica que debe hacer. La corresponsabilidad se da cuando hay un reparto equilibrado de las responsabilidades domésticas y familiares, en las que se incluyen las tareas del hogar, el cuidado de los menores o mayores que lo necesiten, la educación de los menores, así como la gestión de la fuente de ingresos, que suele ser el trabajo.

Las estadísticas, aunque muestran una leve evolución, siguen mostrando unos datos desfavorables para la mujer a lo largo de los años. Somos las que asumimos la carga del hogar y la crianza casi de forma natural, aunque también trabajemos fuera de casa. Y esto es fruto de la generación bisagra que somos, y todos y todas tenemos responsabilidad sobre esta realidad, como individuos y como sociedad: las empresas, las políticas sociales y laborales, la opinión y la crítica social. Las mujeres no podemos seguir sosteniendo la carga, no podemos seguir criando como lo hacían nuestras abuelas y trabajando como lo hacían los hombres. Es insostenible. Y es una responsabilidad colectiva acabar con este modelo.

Para mí, la corresponsabilidad no es el reparto idéntico de las tareas. Si en una pareja, ambos recogen el lavavajillas el mismo número de veces, ponen y tienden el mismo número de lavadoras, llevan a los niños al colegio el mismo número de días, pero hay uno de ellos que es el que sabe qué día tiene el niño que entregar el proyecto, qué número de pie tiene el niño, cuándo es momento de comprar zapatos nuevos y cuántas veces ha comido pescado esta semana, ahí no hay un reparto equilibrado. Podrá haber un reparto equilibrado de las tareas, pero no de la carga. Ahí hay alguien que está organizando y dirigiendo esa familia, para que todo fluya.

Y a eso se le llama carga mental. Y suele ser la madre quien la soporta.

Cada familia es diferente, y la organización intrafamiliar es algo que corresponde a cada familia, por lo que, aunque no podría generalizar, los datos sí que ponen de manifiesto cómo la mujer sigue siendo la que se encarga de la crianza de los hijos y el cuidado del hogar en mayor medida. En esto influyen varios factores; por un lado el cultural, y por otro el biológico. Cierto es que existe un componente biológico que sitúa a la mujer en el centro del cuidado de los hijos durante un tiempo. Por ejemplo, si se decide prolongar lactancia materna exclusiva más allá del permiso de maternidad, será la madre la que por una cuestión biológica deba reducir su jornada, cambiar sus horarios o adaptar su carrera profesional para compatibilizarla, si es posible, con la lactancia. Pero una vez finalizada la lactancia, si se ha dado una reducción de jornada o excedencia y esta continúa por el cuidado de los hijos, cuando la cuestión biológica ya no es tan indispensable, esta mujer ya ha pasado unos meses fuera del mercado laboral, y es probable que si su pareja no lo ha hecho y ha seguido creciendo, sea ella la que continúe al cuidado, porque así se haya establecido en la dinámica familiar. Esto merma su capacidad e independencia económicas y su desarrollo profesional. Porque la realidad es que no existe un sistema real para la conciliación.

Este periodo de crianza temprana, donde como decía, la cuestión biológica pone a la madre en el epicentro de los cuidados, sigue siendo un tiempo donde puede haber corresponsabilidad. Existen otras tareas, además del cuidado, que pueden ser ejercidas por el otro progenitor, repartiendo así la carga mental de la madre. El reparto puede ir fluctuando, debe ir adaptándose a las necesidades de la familia y, sobre todo, alejarse de los roles de género tradicionales. Para lo cual tenemos otra responsabilidad como sociedad, y es la inclusión del hombre en la crianza, sin la supervisión femenina y sin el juicio social si el hombre toma el rol de cuidador principal. La paternidad es la relación que los hombres establecen con sus hijos, y en ella, al igual que en la maternidad, intervienen factores sociales y culturales, además de los individuales. La paternidad podrá fluctuar y ser diferente a lo largo de la vida de los hijos y del hombre como padre, pero este sí debe estar involucrado en todos los momentos del desarrollo de los hijos, independientemente del tipo de cuidados que pueda ejercer en las distintas etapas.

La participación activa de los hombres en la crianza no solo es necesaria para poder sostener el sistema actual, donde la mujer participa también de forma activa en el mundo laboral y no está dedicada enteramente a la crianza, sino que su papel de cuidadores beneficia asimismo el desarrollo social y emocional de los hijos. Además, ayuda a deconstruir la masculinidad tóxica de la que hablaba en capítulos anteriores, ya que si los hijos crecen en un entorno familiar donde el padre ejerce las tareas del hogar y los cuidados de forma corresponsable, se estará estableciendo un nuevo modelo familiar. Un modelo que se aleja de los patrones de masculinidad tóxica, que muestra una nueva forma de relación y organización familiar y que, por lo tanto, facilitará que las nuevas generaciones asuman una crianza alejada de los roles tradicionales.

Cuando se espera que seamos madres presentes, trabajadoras comprometidas, hagamos deporte, cocinemos casero, tengamos vida social, mantengamos la chispa en la pareja... y un largo etcétera más...

¿A qué coste se supone que debemos hacer todo esto? ¿Al de nuestra salud mental y física? ¿O hay alguna manera de hacerlo todo y yo soy la única que no lo sabe aún?

UNA MAMÁ CUALQUIERA

MUJERESMADRES

Capítulo 7:

Las *maravillas* de la maternidad

La culpa

Mientras escribo estas líneas me encuentro en un avión. Acabamos de despegar, y estoy viendo cómo es la vida desde arriba. Veo las carreteras, el tráfico, los atascos. Y gente que probablemente esté preocupada porque si no sale del atasco a tiempo va a llegar tarde a la salida del cole, o a la cita del médico, o a la reunión de trabajo... lo que sea. También veo el río Guadalquivir y cómo se refleja el sol en el agua. Veo el campo, la arboleda... Y a medida que el avión toma altura, todo va quedando cubierto de nubes. Ahora veo un suelo de algodón que parece tan denso que pudiera sostenerme si me lanzo. Según asciende el avión, todo pierde un poco de importancia, todo coge otra perspectiva. Hasta la culpa que me ha hecho llorar diez minutos antes de embarcar. Culpa por dejar a mis hijas en tierra. Culpa porque después de cuatro años me escapo con mi marido por primera vez un fin de semana. Solos. Y estoy nerviosa, tengo miedo y me culpo. También tengo ganas, estoy ilusionada. Pero la culpa todo lo nubla. Y es que nadie me había hablado de que en la transición de mujer a mujer que es madre iba a tener tantos miedos. Que un viaje de fin de semana en pareja me iba a suponer una semana previa sin dormir y que iba a imaginar escenarios catastróficos en mi cabeza: ¿Y si me muero en el avión? ¿Y si les pasa algo a mis hijas y yo estoy lejos? Y si, y si, y si... Ansiedad. Y también por supuesto culpa: ¿Por qué no las has llevado contigo? Qué mala madre. No haber tenido hijos. Zas. Yo a mí misma.

La culpa, por definición, es una emoción negativa que surge cuando percibimos que hemos hecho algo mal o hemos causado daño a alguien. ¿Acaso yo por irme de fin de semana estoy haciendo algo mal? ¿Dañando a alguien? Probablemente no. Pero qué más da. Mi jueza interna así lo considera, y no hay más que hablar. Eso sí, intento racionalizarlo, librarme de este sentimiento, y seguro que, cuando vuelva y vea que no ha pasado nada, que mis hijas no solo han sobrevivido, sino que lo más seguro es que también hayan disfrutado de sus abuelos, se me pasará la nube negra de culpa y miedos, y me alegraré de haberme ido.

Al final, la culpa puede ser una respuesta normal, e incluso saludable en ocasiones, porque hemos actuado de forma contraria a nuestros valores, y nos ayuda a darnos cuenta de ello. También nos invita, por supuesto, a reflexionar sobre dichos valores y creencias. Sin embargo, cuando ese sentimiento se vuelve excesivo puede interferir en nuestra vida cotidiana y afectar negativamente a nuestra salud emocional. Y si hay un colectivo al que la culpa afecta especialmente, ese es el de las madres. Las madres de culpa sabemos un montón.

¿Y por qué vivimos con tanta culpa? La culpa ronda constantemente nuestra mente. Puede ser útil, o no. Puede ayudarte a que te des cuenta de ciertos comportamientos y de cómo puedes mejorar, pero también puede romperte. Porque a veces se siente como si quemase por dentro. Puede hacernos despreciar quiénes somos e incluso cuestionar lo que hacemos y cómo lo hacemos. Se convierte en un elemento peligroso y dañino. En el caso de las madres viene del estándar de buena madre que existe tanto a nivel social como internamente en cada una de nosotras. Comparamos lo que somos con nuestro concepto de buena madre o de la vida ideal que deberíamos tener y dar a nuestros hijos, y se genera la culpa. Esto es siempre fruto de una expectativa. Y aunque yo soy madre ahora, y estoy segura de que las madres siempre se han considerado culpables, ser madre ahora va acompañado de una expectativa tremendamente alta. No solo lidiamos con la expectativa que se espera de nosotras como madres, sino que también hay una expectativa de lo que debemos ser como mujeres. Ya no pasamos de mujer a madre, sino que pasamos de mujer a mujer que es madre. Y tienes que encargarte de ambos roles, y los dos van ligados a expectativas irreales.

La maternidad moderna, con su nueva forma de crianza, trae consigo cosas maravillosas, somos la generación bisagra, o del cambio. Estamos criando personas que van a tener en cuenta sus emociones y las de los demás, estamos criando en la consciencia, en el respeto. Cuestionamos la crianza tradicional y evolucionamos sobre la misma. Y todo esto es algo de lo que debemos sentirnos tremendamente orgullosas porque estamos generando un cambio de paradigma.

Como madre moderna me siento muy afortunada de poder formar parte de esta revolución. Pero a la vez me pregunto: ¿a qué coste estamos haciendo esto? Y es aquí, en este coste, donde entran en juego las «maravillas de la maternidad» de las que hablo, con ironía, ¿eh?, por si aún no lo habías pillado (que seguro que sí). En muchas ocasiones nos cuesta sacrificar nuestras carreras profesionales, perdernos momentos de la vida de nuestros hijos o vivir agotadas, con una carga mental y una lista de *quehaceres* que no acaba. No existe un sistema social que nos apoye, que nos sostenga en esta tarea y responsabilidad que es la crianza. Soportamos una enorme responsabilidad, y con menos apoyo que nunca. Vivimos saturadas de información, frustradas con unos estándares de maternidad imposibles y cada vez con menor validación social. Quejarse no es una opción ni está socialmente aceptado. Y la corresponsabilidad, que podría ser la solución a la carga de las mujeres, es una de las tareas pendientes en este cambio de paradigma en la crianza. Hay familias que ya viven en un modelo de corresponsabilidad, pero los datos y las estadísticas nos muestran que esto es aún una minoría y que las mujeres siguen siendo las que soportan la carga de la crianza.

Pero volviendo a la culpa, porque sobre corresponsabilidad ya hemos hablado, intento buscar la solución. No quiero conformarme con vivir con culpa. Y es que la culpa también tiene una parte buena o menos mala. Y es que al final es fruto de que este rol de madre que estamos ejerciendo nos importa. Nos importa hacerlo bien, queremos criar hijos felices, preparados para la vida. Y cuando hacemos algo que no cumple con los estándares de buena madre y les gritamos, o no les leemos un cuento para dormir, o no queremos sentarnos a jugar, nos sentimos culpables. Y a mí, realmente, no me preocupa sentirme culpable por no cumplir a veces con mi propio estándar de buena madre, porque no soy perfecta. A veces no tengo ganas de leerles un cuento, sino ganas de ver una serie de adultos y que nadie me hable. Pero sé que lo que para mí es importante, que es estar presente, acompañarlas a descubrir el mundo, transmitirles valores que son esenciales para mí, que me sientan como un lugar seguro al que siempre acudir... yo todo esto lo estoy haciendo. Si en algún momento pierdo los papeles y no lo hago, sé disculparme con mis hijas y seguir adelante.

A esto podríamos llamarle la culpa innata, la que nace de ti y de tu propio estándar o exigencia. Pero hay otro tipo de culpa, la social o socialmente construida. Esta es la que de verdad me molesta. Sentirme culpable por no ser la madre que la sociedad considera una buena madre. Creo adivinar que todas sabemos más o menos cómo es el perfil de esta buena madre. Una mamá que no grita nunca, a la que nunca cansan sus hijos, la que hace acompañamiento respetuoso en las nueve rabietas diarias, la que cocina casero a diario, la que siempre está presente, que educa libre de pantallas, la de las rutinas perfectas, la crianza en positivo, el BLW y los juguetes Montessori. Y es que entiendo que todo esto está genial y que nos sirve como base, como información valiosa, por cierto, y nos da herramientas para mejorar. Pero es que es imposible estar en todo porque, además, a todo esto tendríamos que sumarle la casa, el trabajo fuera de casa, tu relación sentimental, tus amistades, el resto de tu familia, el gimnasio, la compra… Como no hay tiempo material para todo, al final llegamos agotadas al final del día, habiéndonos dejado atrás un montón de cosas y sintiéndonos culpables por ello. Encima, porque, aunque estas tareas puedan ser compartidas, por lo general, la organización de todas ellas dependerán de la madre, si bien la ejecución sea compartida.

Liberarse de la culpa no es fácil. Pero quiero creer que es posible. Al menos de la culpa materna. Y para ello sería importante dejar atrás las expectativas y afrontar la maternidad según tus propios valores y analizando bien qué es realmente importante para ti. Si estos valores y necesidades que has identificado están siendo cubiertos, deberías sentirte satisfecha. En mi caso, si mis hijas se sienten vistas por mí, se sienten queridas, respetadas y atendidas por mí, podría darme por satisfecha. Esto, obviamente, no sería lo único que debo hacer por ellas como madre cada día, hay mucho más. Y probablemente cada día haga mucho más que hacer que se sientan vistas y queridas. Pero si algún día no cumplo con la altísima expectativa, este debería ser el mínimo, mi línea roja. Si en algún momento mis hijas no se sintieran respetadas por mí, por ejemplo, entonces sí debería prestar atención a la culpa e intentar identificar qué valores propios he violado y por qué me siento culpable. En este proceso sí es muy útil la culpa. Para percatarte cuando algo no encaja o cuando estás haciendo algo que no consideras óptimo. Lo que pasa es que la culpa va más allá, no es solo la culpa con respecto a los hijos. En ocasiones también sentimos culpa relacionada con el desarrollo de nuestra carrera profesional, donde entran en juego los «debería». Debería ser económicamente independiente y seguir con mi carrera profesional, pero a la vez, debería dejar mi trabajo y emprender para poder estar presente... Debería estar en la oficina siendo más productiva, pero debería estar en casa con mis hijos... Debería incorporarme y dejar a mi bebé en la guardería, pero debería cogerme una excedencia y estar más tiempo con él... Y al final, hagas lo que hagas, te sientes culpable. Tú eres responsable de una parte de esto, pero en el sentimiento de culpa también interviene un factor social, aquel que pone en tela de juicio las decisiones de una madre con respecto a su carrera profesional, pero no las del padre. O no en la misma medida.

Otro tipo de culpa es la culpa con respecto a nuestra pareja. Ya no le dedicamos el mismo tiempo que antes. Se duermen los niños y, en vez de estar con tu pareja, si la tienes, puede que lo que te apetezca sea desconectar viendo una serie, leer un rato, dormir o cualquier cosa que disfrutes haciendo sola. Y por eso, también sentimos culpa. Porque en vez de abrir una botella de vino y sentarte a charlar con tu pareja y crear un momento de calidad, prefieres reservarte para ti ese poco tiempo que tienes disponible al día. Probablemente os echéis incluso de menos porque, aun conviviendo, la crianza de hijos pequeños es a veces tan demandante que el tiempo y la energía se convierten en bienes de lujo, y los pocos ratos que quedan se emplean a veces para el descanso o para cubrir algunas de las necesidades básicas que en ocasiones no tenemos ni siquiera oportunidad de satisfacer. Y este es un caldo de cultivo para la culpa. Echo de menos pasar tiempo de calidad en pareja, siento que nuestra relación ha cambiado profundamente, siento que tengo que dedicar energía y tiempo en alimentar la relación, pero a la vez, tengo tan pocos ratos para mí que necesito priorizarme. Por lo tanto, culpa.

Con el autocuidado o la priorización de una misma viene otro tipo de culpa. Si tengo tiempo para mí, la culpa no me permite disfrutarlo porque siento que tendría que estar dedicándoselo a mis hijos, a la pareja, al trabajo, al hogar, a la amiga que hace meses que no veo, o a cualquier cosa antes que a mí misma. Las mujeres hemos sido siempre servidoras y cuidadoras. Y la idea de priorizarnos no está todavía muy arraigada en nuestro lenguaje ni en nuestro comportamiento. Cosa que no les sucede con la misma frecuencia a los hombres. En su defensa podemos decir que han crecido en un modelo que sí les ha enseñado sobre autocuidado, sobre buscar tiempo para la socialización y sus hobbies. Es más probable que un hombre que es padre pueda separarse de sus hijos, disfrute de ese tiempo y vuelva al hogar con energía renovada y sin culpa. Una mujer, sin embargo, es menos probable que disfrute sin preocupación ni culpa de momentos fuera del hogar y sin hijos. Y seguramente esto resuene en alguna de vosotras y en otras no. Dependerá de la red de apoyo, del estado de salud de la madre, de la demanda de los hijos y, por supuesto, de la personalidad de la madre. Pero sí que hay algo con lo que se identifican la mayoría de las mujeres con las que hablo y me relaciono, y es que, antes de irse, preparan todo para que el hogar pueda seguir fluyendo en su ausencia, dan indicaciones e instrucciones. Y aunque se tomen tiempo para ellas y lo disfruten sin culpa, generalmente no pueden hacerlo sin carga mental, esto es, la carga que supone la organización de la dinámica y el funcionamiento de la familia, que en gran medida depende de las madres en la mayor parte de los hogares y familias.

La carga mental

La culpa y la carga mental son buenas amigas. Y generalmente te visitan juntas en la maternidad. Puede que en distintas formas y medidas, pero difícilmente te librarás de conocerlas. En ocasiones incluso estarás conviviendo con ellas y no te des cuenta hasta pasado un tiempo. Mil cosas ocupan tu tiempo y vas tirando como puedes sin pararte a plantearte nada porque entre la ropa, los baños, las extraescolares, las comidas, la agenda de cumples, etc., no te da tiempo a cuestionarte tu vida. Con la lista infinita de tareas, esa carga, que es invisible, pero que pesa mucho, puede incluso pasar desapercibida. El peso es cada vez mayor, hasta que un día te sientes agotada. Te animas a compartirlo con tu madre, que fue madre en un modelo anterior, y te dice que es lo normal, que en eso consiste ser madre. Entonces sigues adelante, pero acabas hablándolo con tu amiga, que está igual que tú. Y ella te habla de corresponsabilidad. Y entonces te frustras porque caes en que estás aún lejos de conseguirlo. Además, tampoco ves muchos casos de progenitores corresponsables en la crianza en tu entorno, pero es normal que no los veas o que veas pocos, porque la carga de la crianza sigue recayendo sobre las mujeres. Una vez más, no lo digo yo, lo dicen los datos. En España las reducciones de jornada y excedencias por cuidado del menor siguen siendo solicitadas en su inmensa mayoría por mujeres.

¿Ocurre esto porque los hombres no quieren asumir su rol como padres? No. Bueno, al menos quiero pensar que no. Habrá de todo, por supuesto, pero mi percepción es la siguiente:

El modelo anterior, en el que nos hemos criado tanto nosotras como ellos, los que ahora son padres, era un modelo tradicional donde el hombre/padre no asumía corresponsabilidad ni en la crianza ni en el hogar. Los hombres tenían como misión trabajar y traer el sustento al hogar. Ellos salían de casa y su rol de hombre ocupaba en su vida mucho más tiempo y espacio que su rol de padre. Mientras que la mujer perdía casi por completo su identidad como mujer y pasaba a dedicarse a su rol de madre y ama de casa. No se esperaba más de ella, sobre todo en la generación de nuestras abuelas. En la de nuestras madres las mujeres comenzaban a incorporarse al mundo laboral, víctimas de un mensaje feminista mal entendido, porque la perspectiva de que pudieran anhelar una carrera profesional con los mismos derechos que los hombres está genial, pero la trampa estaba en que nadie las iba a liberar del cuidado. De modo que empezaron a ser productivas en el mercado laboral, pero no soltaron el cuidado. Así que empezaron a hacer dobles jornadas; en el hogar y fuera de él. Y ahí seguimos.

En el modelo anterior, tampoco se esperaba que

el hombre se ocupase de los hijos. Por lo tanto, mientras crecían, ¿qué vieron los hombres de esta generación que ahora son padres? Efectivamente, un hombre proveedor sin responsabilidades en el hogar y el cuidado. Al igual que nosotras lidiamos con la dificultad de romper con este rol y las expectativas que genera en nosotras como madres, a ellos les pasa exactamente lo mismo. Han crecido en un modelo que les ha enseñado el rol tradicional de hombre y de padre, pero están experimentando la paternidad en un espacio temporal que avanza hacia otro modelo de corresponsabilidad, pero que no termina de llegar. Están entre dos aguas. Probablemente sus padres nunca los bañaron, nunca se ocuparon de preparar su almuerzo para la escuela ni les plancharon los uniformes. Pero ahora se espera que ellos como padres lo hagan. Están aprendiendo, del mismo modo que nosotras estamos aprendiendo a soltar y buscando la ecuación para llegar a todo.

Los padres y las madres actuales pertenecemos a la generación bisagra entre los dos modelos, el tradicional y el de la corresponsabilidad. Pero no tenemos el mismo punto de partida. Unos parten del privilegio, otras partimos de la desigualdad desfavorable. Por lo tanto, aunque considero importante entender la situación de cada rol, la actual y la pasada, y comprender con qué ha crecido cada uno y qué ha aprendido, no eximo de responsabilidad a los padres y reclamo su participación activa, más activa, en este cambio de modelo. Admito que no es fácil, pero tampoco lo es para nosotras. La búsqueda de la corresponsabilidad, como el feminismo, no es una misión asignada en exclusiva al género femenino. Es cosa de todos. Y aunque acepto que es más difícil renunciar a una posición de privilegio, es un paso que los hombres tienen que dar, y que están dando, para alcanzar un modelo más justo e igualitario para nuestros hijos. Y no solo por ellos, también por nosotras, para que entre otras cosas podamos liberarnos de la carga mental, o mejor dicho, repartirla.

La carga mental es invisible, es como un trabajo que pasa desapercibido y que no es remunerado. Y es además ineludible porque hace que tu casa y tu familia tiren hacia delante, fluyan, aunque nadie lo vea. Hay distintos tipos de carga, como la emocional, que agota mucho, porque es la que se preocupa del bienestar emocional de nuestra familia, es decir, que todos se sientan vistos, respetados, valorados, atendidos, y que se vuelve más fuerte cuando tienes más de un hijo e intentas darle a cada uno su espacio, su protagonismo.

Existe también la carga física, que es esa que sí se ve, como recoger juguetes tres veces al día, la ropa, la preparación de un menú equilibrado, las extraescolares, los eventos de la escuela... Aunque sean visibles, estas tareas están nada o muy poco valoradas.

Por último, la carga que más pesa, que es la carga mental de cosas por hacer. También es invisible y nos persigue a todas partes. Es como si tu cerebro funcionase como un ordenador. Una ventana abierta y muchas pestañas que podrían ser las siguientes: hacer el cambio de armario; no están comiendo suficiente fruta; le quedan pequeños los zapatos; el regalo de fin de curso de la profesora; los calcetines de caña media porque los tobilleros le molestan; el cumple de su amiga de la clase; el disfraz que le gusta es el de Elsa no el de Ana... Agotador. Pero no solo esto, la carga mental también incluye la toma de decisiones con relación a la familia. Me refiero, por ejemplo, a la elección del colegio, con todas las variables que juegan aquí y analizar cada una de ellas, el menú, el sistema educativo, la oferta de extraescolares, etc. También la búsqueda de información y herramientas para la crianza, que toma mucho tiempo y responsabilidad. Generalmente se traduce en escoger cuentas sobre crianza para seguir en redes sociales, las que se adapten más a tu estilo, leer blogs, libros... En resumen, informarse para tomar decisiones sobre cómo criar mejor y más en línea con tus valores. Esto es algo que suele añadirse a la lista de cosas que hacen las madres. Y no lo digo yo, hay estudios que lo respaldan.

Uno de estos estudios lo desarrolló la ONU. Concluyó que las mujeres realizan al menos dos veces y media más trabajos y cuidados domésticos que los hombres. Y que aunque los hombres se hayan incorporado a las tareas del hogar, y este reparto de carga física sea ya una realidad en muchas familias, es la mujer la que sigue dirigiendo estas actividades, por lo tanto, deriva en carga mental. Y Procter & Gamble, por su lado, hizo una encuesta masiva sobre la carga mental. Según los resultados, el 71 por ciento de las madres españolas asumen la carga de su familia, frente a un 12 por ciento de los padres. Claro, no es lo mismo dirigir que ejecutar. Un ejemplo muy tonto pero muy recurrente con respecto a esto son las preguntas como: «¿Qué van a cenar los niños?» o «Yo los visto, pero ¿me dejas la ropa que les tengo que poner preparada?».

Si eres madre probablemente esto te resulte familiar, si no, me alegro por ti. Y si no eres madre, es posible que estés pensando que por qué no se da este reparto de la carga. La respuesta la acabo de explicar. Estamos en proceso de reparto, pero no lo hemos alcanzado como sociedad todavía. Por lo tanto, considero importante abordar las consecuencias que tiene este reparto no equitativo de la carga. Si la carga mental es solo de la madre, puede ser motivo de un distanciamiento de la pareja. Y aunque haga esfuerzos por explicar cómo se siente, por hacer un reparto real, en muchas ocasiones termina convirtiéndose en la que dirige mientras que el otro ejecuta. Y no se trata de eso. Además, que seamos nosotras las que tengamos que pedir que haya reparto y que indiquemos cómo debe organizarse este reparto, de nuevo, nos coloca en una posición desigual y de carga superior. Y es que como mujer, asumo que tendré que hacer un esfuerzo extra en la búsqueda de esta corresponsabilidad.

Si no compartes cómo te hace sentir llevar la carga mental, si no mantienes conversaciones sanas y abiertas sobre la necesidad del reparto, probablemente acabarás frustrada, molesta y enfadada, y tu pareja, si la tienes, no se habrá dado cuenta de nada. Incluso puede que piense que desde que eres madre estás rara. Y es que hay dos maneras de expresar la carga mental, la de la persona que no la vive ni la entiende, y la de la persona que la vive, o que si no la vive, la entiende. La primera sería algo así: «Estás amargada, eres muy exagerada, eres una loca del control». El segundo caso: «Llevas toda la carga mental y emocional de la familia, y, por lo tanto, estás agotada y tu cabeza no para de repasar listas de cosas pendientes y de cómo encajarlo todo para que fluya lo máximo posible».

Y es que la carga mental no es tan fácil de explicar ni verbalizar, y mucho menos de delegar. No puedes dar acciones concretas, y si las das, no estás delegando, te estás haciendo responsable de quién hace qué, pero la dirección y organización sigue estando en tu cabeza. Así que, además de afectar a la relación con tu pareja, afecta a tu salud mental, inevitablemente genera estrés, porque en muchas ocasiones las mujeres también trabajan fuera de casa, pero no por eso su lista de tareas en casa o relativas a su familia disminuye. Es inevitable que nos sintamos sobrepasadas, estresadas y saturadas. Y lo peor de la carga es que es invisible y que está socialmente normalizado que corresponda a la madre. Por lo tanto, la mayoría de las mujeres al final lo asumimos y tiramos hacia delante con todo, porque se espera todo de nosotras, y ni nos lo cuestionamos en muchas ocasiones. Y si encima te atreves y te quejas, cuidadito con qué tono te quejas y en qué ámbito social lo haces, porque igual te tachan de quejica o cuestionan tus capacidades... Esto no es más que un reflejo de cómo la sociedad ni valora ni reconoce el tiempo y la energía que las madres invertimos en esto de maternar.

Esta generación actual de madres es la generación de la revolución en la maternidad. Somos esas madres que han sido educadas con mensajes feministas y de igualdad en la escuela, que hemos crecido creyendo que teníamos los mismos derechos, las mismas posibilidades que los hombres, pero que, llegada la maternidad, nuestras referentes en crianza eran nuestras madres o abuelas, y no podemos criar como ellas. Algunas incluso no queremos criar como ellas. Pero tampoco tenemos un modelo para replicar, para seguir. Además, en cuanto a la carga mental, tampoco tenemos un modelo que usar de guía. Los hombres se han sumado recientemente a la crianza, no se esperaba nada de ellos antes como padres, y por poco que mejoren lo pasado, siempre están sumando. Para nosotras, sin embargo, se trata de restar. De pasar de la dedicación absoluta a la conciliación con el trabajo fuera de casa. Cosa nada sencilla, además de verse expuesta al juicio social por no ser la trabajadora comprometida que se desempeña como si no tuviese hijos ni la madre entregada porque no dispone del cien por cien del tiempo para dedicar a sus hijos.

No pretendo culpabilizar a ningún padre de este reparto no equitativo de la carga, pero igual está bien que como mujeres les expliquemos todo lo que cargamos, todo lo que está y que pesa, pero que no se ve. Habrá hombres que adquieran esta consciencia por sí mismos, y otros que no, así que en este caso solo nos queda hablarlo y buscar soluciones. Mantener esas conversaciones incómodas, pero tan necesarias, sobre el reparto de la carga y que repartir no implica seguir dirigiendo, sino que si hemos decidido que tú te encargas de la compra y de la organización de las comidas, esa es tu responsabilidad, y yo no debería hacer la lista para que tú vayas a comprar ni debería estar al tanto de cuántas veces han comido pescado esta semana. Porque así es como se hace un reparto de la carga real. Yo me encargaré de la ropa, y tú no tendrás que estar pendiente de cuántas lavadoras hay por poner o de si hay ropa que planchar, por ejemplo. Y así es como podrás repartir la carga de verdad. Eso sí, deberás aprender a amar y respetar el *estilo papá*. Si no prepara el desayuno de los niños como lo harías tú, o si no los peina como lo harías tú, no va a pasar nada.

Si supervisas, si le corriges, si le cuestionas, al final no estarás ni delegando ni repartiendo carga.

Asimismo es muy importante cambiar el concepto de papá «ayuda» por papá «ejerce», una iniciativa que ya se ve mucho en redes sociales y que forma parte de la conversación social. Por mucho que nos facilitaría echar balones fuera y culpar a los padres de nuestra carga mental, al final esto es un trabajo de todos, a nivel social. De todos porque, para llegar a la igualdad en el reparto de la carga mental, es necesario modificar una forma de funcionar que goza de gran arraigo social, que aunque no va a cambiar radicalmente, sí está en proceso de cambio, y en esto tenemos todos nuestro trabajo que hacer. Un ejemplo claro lo constituyen los estándares de buen padre y de buena madre que tenemos como sociedad. Si vemos a un papá en un parque dándole la merienda a sus hijos, pensamos «qué padrazo». Y si vemos a una madre haciendo lo mismo, probablemente ni nos fijemos, porque lo tenemos totalmente normalizado. Forma parte de las creencias que hemos adquirido en el sistema en el que hemos crecido, y es nuestra responsabilidad actualizarlo para avanzar.

La doble presencia

Las madres no podemos rompernos. No es una opción para nosotras, no nos lo podemos permitir, aunque el rol de madre en nuestra sociedad está roto. No funciona. Seguimos las tendencias de crianza actuales que nos dicen que es importante estar presentes, y como entendemos que esto es beneficioso para nuestros hijos y queremos lo mejor para ellos, lo hacemos. También porque es lo que se espera de nosotras o porque es nuestro propio deseo. Sea cual sea el motivo, ahí estamos. Pero no solo criamos, sino que hacemos muchas cosas más a la vez. ¿Y a qué coste? ¿Cómo logramos estar presentes en todos los ámbitos donde se supone que debemos estar? A coste de nuestra salud física, mental y emocional.

Así que si perteneces al grupo de las denominadas madres trabajadoras te enfrentas a dos grandes expectativas que por un lado nacen de ti, pero también son expectativas sociales. Criar y trabajar, dentro y fuera de casa. Y es por esto por lo que estamos ante una gran crisis de salud mental. Somos la generación de la ansiedad y del estrés, y esto es muy serio. La salud mental está cobrando cierta importancia en el diálogo social, en las empresas, en los medios de comunicación, esto es verdad, pero necesitamos que la salud mental materna sea prioritaria porque todos venimos de una madre y su salud mental es determinante para el desarrollo saludable de los hijos y, por ende, de las próximas generaciones. Si no trabajamos por cuidar la salud mental de las madres, estaremos, o ya estamos, ante un problema de salud pública.

Las mujeres que somos madres ahora vivimos, en gran medida, cogiéndonos excedencias, reduciendo nuestras jornadas y manteniéndonos despiertas a base de café. Y esto es sobrevivir, no vivir. Esta sería probablemente la lista de prioridades de las que trabajan fuera de casa: los niños, el trabajo, la casa, la pareja, el perro y después ellas. Las últimas. Además, si el autocuidado no estuviera al final de la lista, surgiría el sentimiento de culpa por no dar prioridad a los hijos o el trabajo. No olvidemos tampoco que en ocasiones entra en juego el juicio ajeno sobre nuestras decisiones, si bien no debiera ser así, por supuesto.

Un estudio reciente del *Journal of Science and Medicine* analizó los puestos de trabajo más estresantes del mundo y determinó que el 98 por ciento de los empleos generaban menos estrés que el trabajo de la crianza cuando se hace en soledad, en casa, y lidiando, además, con las tareas del hogar. Los niveles de cortisol de los individuos, en su mayoría mujeres, que desarrollaban esta labor eran superiores al del resto de la población que trabajaba fuera de casa. La falta de control, las interrupciones constantes, interrupciones producidas por personas con las que se tiene una conexión emocional, hablo de los hijos, hace que la situación general de la crianza y el trabajo del hogar se convierta en un cóctel explosivo. La mayoría de los trabajos, a no ser que sean trabajos con mucha presión, como un militar en el campo de batalla, son menos estresantes que estar en casa con los hijos.

En muchos casos, en la mayoría, las mujeres no solo trabajan en casa, sino que también lo hacen fuera de casa. Tienen una doble jornada, y esta doble jornada es un factor de riesgo para la salud, inevitablemente. Han de responder a su trabajo asalariado y también al doméstico, en muchas ocasiones, de forma simultánea. Si perteneces a este grupo, seguro que situaciones como esta te suenan: en medio de una reunión de trabajo, recibes una llamada del colegio, que el niño está con fiebre. O esta otra: estás en el parque con tus hijos, fuera del horario laboral, y recibes una llamada del trabajo.

Esta doble presencia hace que las mujeres, y

también los hombres, nos saturemos y nos provoque problemas de salud, mental y física. Porque es tremendamente difícil estar gestionando todas las tareas familiares a la vez que las laborales. El estrés no llega de forma aleatoria, el estrés se genera, e inevitablemente se genera cuando vivimos vidas así.

Y si a todo este combo añadimos los primeros años de crianza, en los que sobre todo las mujeres pasamos por procesos muy fuertes, hormonales e identitarios, como la gestación, el posparto..., de manera irremediable la salud mental puede verse afectada. El impacto depende de las circunstancias y la personalidad individuales, pero los ingredientes necesarios para que se dé un problema de salud mental están actuando.

Esta doble presencia a la que las mujeres parecen abocadas hace que sientan la presión de ser la madre que se exhibe en las redes sociales, en los medios de comunicación, en las películas, o la madre que tuvimos cuando éramos niñas. Esta, sin embargo, no es una representación realista de la madre moderna porque llevamos vidas muy diferentes ahora. Lo mismo pasa con los hombres, que siguen representándose como el proveedor principal. Esta imagen tampoco es fiel a las expectativas puestas en el padre actual.

En este sentido, tengo una anécdota que describe muy bien el cambio de modelo y la generación bisagra. Hace un tiempo publiqué en Instagram un vídeo que hablaba de la carga mental de las madres de ahora, de cómo se espera de nosotras que estemos presentes en la vida de nuestros hijos, pero también que tengamos una carrera profesional exitosa. Hice un resumen de los retos de la maternidad moderna. Una señora me escribió para decir que dejásemos de quejarnos, que esto se llevaba haciendo toda la vida y que parásemos ya de llorar porque así era la maternidad. «Es lo que hay, y punto. Ser madre es así», decía. Y añadió que el problema era nuestro porque éramos unas blandas, floja, y unas quejicas. Así que antes de responderle con lo primero que se me pasó por la cabeza, decidí tomarme unos minutos para entender lo que ella comentaba y buscar la respuesta más adecuada. En cierto modo la entendía. No somos la primera generación de madres que trabajan fuera de casa, claro que no. Entonces ¿por qué parece que a nosotras nos está afectando más la conciliación? ¿Por qué nos preocupa tanto el efecto que nuestra ausencia pueda tener en nuestros hijos? Y mi conclusión es que esto tiene que ver más con el nivel de consciencia que con las horas de trabajo. No creo que trabajemos más, no lo sé, pero sí creo que somos más conscientes, prestamos más atención a las emociones y necesidades de nuestros hijos. No es que antes las madres fuesen peores madres, sino que ahora disponemos de información, y aunque a veces la sobreinformación sea una tortura, por regla general es un regalo porque nos brinda la oportunidad de conocer más y de tomar decisiones informadas con respecto a la vida familiar y, por supuesto, la crianza.

Pegar a un niño era normal y parte de un modelo de educación anterior, en cambio hoy este acto está considerado violencia doméstica. ¿Y por qué vamos dejando atrás ciertas conductas en la crianza? Porque surgen nuevos estudios, porque vamos avanzando como sociedad y vamos modificando y mejorando el modelo. En la maternidad moderna este avance se multiplica exponencialmente por la digitalización y la cantidad de información disponible.

Cuando escucho comentarios del tipo «A mí me daban cates y tampoco me ha pasado nada, no tengo ningún trauma», me detengo a pensar. Bueno, a ver, igual puedes haber normalizado crecer en un hogar donde recibías este trato, y como socialmente tampoco era un acto que estuviese castigado, pues lo has integrado como normal. Pero somos la generación con mayores índices de ansiedad, con más adicción a las pastillas para relajarse y dormir, y el número de suicidios aumenta cada año. Por lo tanto, no pretendo relacionar una cuestión con otra, pero me parece suficiente para entender que el cambio de modelo es necesario y que la manera en que criamos a nuestros hijos sea diferente.

Para criar diferente, necesitamos condiciones diferentes. Que antes se haya hecho de una forma no significa que haya funcionado y que debamos seguir haciéndolo igual. La maternidad moderna nos está empujando de manera inevitable a que se desdibujen las líneas que diferencian los conceptos, antiguos en mi opinión, de «ama de casa» y «madre trabajadora». Todas criamos y todas *maternamos*, trabajemos fuera de casa o no. Solo lo hacemos de manera diferente. Y podemos fluctuar entre ambos grupos. Puedo pausar mi carrera profesional y cuidar de mis hijos y del hogar una temporada si esta es la mejor decisión para mí y mi familia (si es que puedo escoger), y más adelante volver a trabajar si lo deseo. Está en nosotras empezar a darle normalidad a esto. La crianza, en sus primeros años, es muy demandante y pasa muy rápido, así que si tienes oportunidad de escoger, y además te apetece dedicarte a ella, ¿por qué no? ¿Acaso es más sano intentar llegar a todo cuando sientes que no puedes o no quieres? ¿Solo porque siempre se ha hecho así? ¿O porque esa es la expectativa social? Igual no tienes elección, pero si la tienes, no fuerces la máquina.

En 2022 un estudio en el Reino Unido determinó que la primera causa de muerte materna en el posparto es el suicidio. En el Reino Unido, un país desarrollado, donde hay acceso a información sobre la salud mental y donde podríamos pensar que cuenta con recursos suficientes para ayudar a estas mujeres puérperas. En España, una de cada cinco mujeres sufre algún tipo de trastorno perinatal en el estado de ánimo y la ansiedad. Siete de cada diez ocultan o minimizan sus síntomas. Me imagino que esto se debe a la falta de comprensión, de visibilidad social y de apoyo, lo que deriva en un impacto horrible en estas mujeres y sus familias. Y es que el cuidado de la salud mental femenina durante el proceso de gestación y posparto es todavía escaso o inexistente. Detrás de un bebé, hay una madre a la que atender. Hasta que esto no se convierta en la norma y no nos ocupemos primero de la madre y luego de la pareja o el otro progenitor, que también acaba de estrenarse en la paternidad o maternidad, un papel que también suele ignorarse en el proceso, nuestra salud mental peligra.

Con la cuarentena no acaba todo. A los cuarenta días de haber parido no tienes que estar lista ni para mantener relaciones sexuales ni para salir de nuevo al mundo, tampoco para arreglarte si no te apetece. Cada mujer tiene sus necesidades particulares y su propio proceso de sanación tras el parto. Pasada la cuarentena todavía suele quedar un trabajo larguísimo a nivel físico, como trabajar el suelo pélvico y recuperar la funcionalidad y la estética, que no tiene por qué ser menos importante querer sentirte bien con tu imagen. Pero sobre todo queda mucho trabajo por hacer a nivel mental y emocional. Necesitar apoyo psicológico es normal, no solo en el posparto, también en la crianza, una etapa radicalmente transformadora para la mujer y que, además, suele coincidir con el momento en que estás construyendo tu carrera profesional. Entonces es cuando esta doble presencia, familiar y profesional, se vuelve un puzle cuyas piezas son muy difíciles de encajar. No es una muestra de debilidad necesitar ayuda psicológica, no es de vaga querer parar tu carrera profesional, no es de inútil necesitar apoyo. No eres peor madre ni peor profesional por ello.

Esta saturación es real para muchas de nosotras. Y al final termina por rompernos. En 2022, durante la Time Use Week, unas jornadas que se celebran todos los años en Barcelona, se concluyó que el 85 por ciento de las excedencias laborales eran solicitadas por mujeres, así como el 75 por ciento de las reducciones de jornada. Por lo tanto, sí, la saturación y la doble presencia nos afecta a todos, padres y madres, pero sobre todo a las madres.

Con relación a esto, la pobreza del tiempo es el término que se utiliza para definir la influencia de la escasez de tiempo en la población. Se considera que alguien es víctima de pobreza de tiempo cuando no dispone de más de dos horas de ocio al día y además no tiene margen temporal para el desarrollo personal. Y en esto entran en juego dos variables importantes. Por un lado, el nivel socioeconómico, y por otro, la doble presencia, que afecta sobre todo a madres en los primeros años de crianza.

¿Significa esto que ser madre lleve implícito convertirse en una víctima de pobreza de tiempo? No tiene por qué. Pero es bastante probable que durante unos años, los primeros, el tiempo sea un bien de lujo en tu vida y que gradualmente esta falta de tiempo se vaya aliviando.

Ambivalencia materna

Si nunca has escuchado el término no te preocupes, porque el sentimiento, cuando lo describa, te va a sonar seguro. La ambivalencia materna se refiere a los sentimientos encontrados o contradictorios que una madre experimenta hacia sus hijos. Es sentir un amor tan inmenso que te estalla el corazón y a la vez anhelar un día para ti sola donde no los oigas ni los veas, o sobre todo, donde no puedan verte ellos a ti. O como cuando escuchas su primer «te quiero, mamá» y te sientes la mejor madre del universo y el ser humano más afortunado del planeta Tierra. Pero ese mismo día se te olvida hacer la cena, les das croquetas congeladas y pasas a verte como la peor madre de la historia por no cocinar de forma casera y saludable.

Son todos esos sentimientos encontrados o contradictorios. Son el amor y el cuidado, pero también la frustración, el enfado y las dudas. Es desear que lleguen las vacaciones en familia, y a la vez desear que se acaben y empiece la rutina. La ambivalencia materna no solo es normal, sino que es común. Porque la crianza es desafiante y conlleva transitar una amplia gama de emociones, entre ellas la culpa, esa otra maravilla de la maternidad. La culpa por sentir emociones negativas y no estar siempre a la altura de nuestras propias expectativas como madre. Porque todas éramos mejores madres antes de ser madres.

Los sentimientos ambivalentes pueden ser influenciados por varios factores: el apoyo social, la salud mental de la madre, el comportamiento del hijo, las circunstancias socioeconómicas y la dinámica familiar. Es esencial reconocer que experimentar ambivalencia materna no significa falta de amor por el hijo, sino que es una parte natural y normal del proceso de ser madre. Y que es necesario buscar apoyo, comprensión y herramientas para manejar estas emociones. Muchas veces, solo saber que otras madres pasan por lo mismo y sienten lo mismo ya supone un gran alivio, porque nos hace sentir incluidas y menos solas. Cuando escuchas otras historias, otras maternidades, todo se vuelve más fácil, porque se incide directamente en las expectativas que tenías y compruebas que no estás fallando y que tu proceso probablemente no solo sea normal, sino que es más común de lo que pensabas.

Muchas veces tenemos miedo de compartir las emociones negativas. Nos limitamos con respecto a la queja sobre la maternidad porque en ocasiones la ira, el resentimiento, el aburrimiento, la ansiedad, la tristeza o incluso el odio son emociones que no queremos relacionar con la maternidad o consideramos que no son sentimientos que deba experimentar una *buena* madre. Pero una madre ambivalente también haría cualquier cosa por sus hijos. Y en muchas ocasiones, el miedo y la preocupación que sienten están directamente relacionados con querer hacerlo bien y descubrir que la maternidad es desafiante y escapa a su control.

Esto adquiere todo el sentido si tomamos en consideración la cultura y sociedad en que las mujeres *maternamos* ahora. Las expectativas y la exigencia son altas y constantes, y la sensación de no llegar a todo es bastante generalizada.

Cuando una mujer vive mucho en su rol de madre y se olvida de su yo mujer pierde empatía consigo misma, se culpa demasiado, y ahí empieza el conflicto.

Las madres experimentan conflicto. Viven en conflicto porque se les ha dicho que pueden hacerlo todo. En esta lucha por la igualdad de los derechos, necesaria y maravillosa, aunque con trabajo pendiente todavía, se nos ha pasado a todos un pequeño detalle. La igualdad de derechos no es la igualdad total. Me explico. Hay cuestiones que nos diferencian a hombres y mujeres, y una de ellas es la biología. Biológicamente nosotras, las mujeres, tenemos el superpoder de crear vida. Y esto hace que aunque merezcamos los mismos derechos, por supuesto, a veces no podamos ser iguales. Y aquí está el conflicto. Nuestra generación, sobre todo, ha crecido creyendo que puede tenerlo todo, y la realidad es que no. No podemos tenerlo todo, o a veces, cuando una mujer es madre, no quiere ni puede tenerlo todo.

Aquí hay un componente de presión social bajo el que viven muchas madres. Se espera que prioricen el bienestar de su familia al de ellas mismas, o se cuestiona cualquier decisión que tomen sobre su vida laboral en relación con la crianza de sus hijos, por ejemplo. Pero luego existe también un componente intrínseco, muy unido a la maternidad, que es la protección, el amor, el querer que los hijos crezcan siendo buenas personas, el desear evitarles cualquier sufrimiento. Y no digo que esto sea exclusivo de la maternidad, ocurre también en la paternidad, pero el arraigo, el apego, la culpa… por lo general están más unidos al rol de madre que al de padre.

Por lo tanto, vivir en este conflicto del que es difícil escapar les hace sentir culpa. Culpa por no sentir otra cosa que no sea amor por sus hijos. A veces la maternidad no es tan preciosa y maravillosa, y lo que sienten las madres por sus hijos no es solo amor, también pueden estar hartas, cansadas, resentidas, rabiosas, frustradas... y estos sentimientos no deberían ser excluyentes. Todos estos sentimientos pueden coexistir.

La psiquiatra estadounidense Margo Lowy, experta en ambivalencia maternal, afirma en uno de sus libros que la coexistencia de los sentimientos contradictorios es el centro de la realidad mental de la maternidad. Por lo tanto, este conflicto o esta culpa por sentir ambas cosas ¿qué sentido tiene? Es normal que las madres se muevan entre estos sentimientos, sin embargo, esto no forma parte de la conversación social o no está públicamente bien visto que las madres se quejen. Si se quejan, se podría entender que no disfrutan de su maternidad, cuando en la maternidad confluyen ambas partes, la que es maravillosa y la que no lo es tanto.

Ciertamente el mundo de la maternidad está lleno de distintos conflictos. Por un lado, el que una madre siente con respecto a sus ambiciones como persona; por otro, el dilema entre lo que se espera socialmente de ella como madre *versus* la madre que ella quiere ser de verdad. Sin olvidar el conflicto que le provocan las emociones que siente en su maternidad.

Vivir en conflicto no es fácil. Cuando estás en conflicto contigo misma, significa que estás en oposición o en desacuerdo contigo misma. Cuando estás en desacuerdo con otra persona, puedes discutir con ella, pero cuando el conflicto es interno, no. Es muy difícil vivir con un conflicto interior. Y en muchas ocasiones el conflicto se genera más por lo que se espera de las madres que por lo que ellas mismas piensan. Esto, en realidad, no solo afecta a las madres, sino a las mujeres en general. Estoy segura de que muchas mujeres viven en el conflicto de si ser madres o no. A cierta edad, si no sienten deseo de ser madres, ahí está la sociedad preguntando directa o indirectamente cuándo van a ser madres, y esto inevitablemente genera un conflicto en ellas. En resumen, hay veces que el conflicto surge de forma interna, pero en muchas otras ocasiones el dilema se da entre el constructo social de lo que debe ser una mujer y una madre y lo que luego esta mujer piense y sienta. Y a propósito de conflicto, me parece necesario hablar de juicio. El ajeno y el propio. Las madres son a menudo juzgadas, bien por ser muy estrictas o demasiado relajadas, bien por trabajar fuera de casa o por ser amas de casa, bien por cuidarse y no pasar este tiempo con sus hijos, o bien por no cuidarse nada e ir por la vida sin peinar. Por lo que sea.

La maternidad no debe entenderse como el proceso en que una mujer pasa a ser madre y pierde su identidad en el camino. Ser madre, la palabra «madre» significa tanto, es tan poderosa, es tan grandiosa, que es natural que tome un gran protagonismo en la vida de las mujeres que la viven, y que a nivel social y cultural, las madres, el concepto «madre» sea tan potente.

Pero una madre también es una mujer. En la maternidad moderna, la ambivalencia materna adquiere especial relevancia porque, dada la presión añadida que existe para que una mujer alimente ambos roles, se intensifican las emociones que puede sentir. Quizá esa madre no es la mujer que ella era antes, ahora es una versión mejorada de quien era. La maternidad potencia a las mujeres. Y con esto no quiero decir que las mujeres que decidan no ser madres no encuentren su manera de potenciarse. Pero que la maternidad te rompe para luego sanarte y mejorarte es indiscutible.

La madre que eres no define quién eres en tu totalidad. Y siempre tendemos a definirnos por nuestros roles; nuestro título laboral, o nuestro título como «madre de». Y nos escondemos debajo de estos títulos y a veces nos olvidamos de quiénes somos como personas, como mujeres.

Para llegar a ser madre, has tenido que ser mujer. Por lo tanto, tu yo mujer estaba ahí primero, tu yo madre no puede comerse a tu yo mujer, porque, para haberse generado ese rol de madre, la mujer ha tenido que existir primero, así que como mínimo, tu yo madre tiene que estarle agradecida. Esa mujer que ya estaba ahí antes de que llegase la madre, esa mujer es la que pone su cuerpo, su corazón y su mundo entero a disposición de la maternidad. Así que no te olvides de ella, porque ella también te necesita, necesita soporte, necesita contención, necesita tiempo. Y sobre todo no te olvides de que está ahí. Que en muchas ocasiones el rol de madre ocupa tanto que no deja espacio para nada más. Se nos olvida que, detrás de todo lo que conlleva la maternidad, sigue existiendo una mujer que se ahoga, que precisa que no la abandones, que te pide que, cuando tu maternidad te lo permita, te acuerdes de ella y vayas a rescatarla. Los primeros años de maternidad son de tanta entrega que es normal que no tengas ni tiempo ni energía para acordarte de la mujer que eras ni para pensar en la que quieres ser, pero en cuanto puedas, en cuanto se abra la mínima ventana de oportunidad, ve a por ella, que te necesita, y tú, como madre, la necesitas a ella más de lo que crees.

La ambivalencia materna es un viaje salvaje donde los sentimientos contradicen a la lógica y la racionalidad. Pero al final del día, en medio del caos, no cambiarías a tus hijos por nada del mundo. Un viaje que, aunque lleno de altibajos, sigue siendo el viaje más increíble de tu vida.

El posparto y los primeros años de crianza van a alejarte de la mujer que eras antes de ser madre.

Para después recomponerte en una nueva y mejor versión de ti.

UNA MAMÁ CUALQUIERA

MUJERESMADRES

Capítulo 8:

Como el ave fénix

Metamorfosis. Qué palabra

Según la Real Academia Española, «metamorfosis» significa lo siguiente:

> 1. f. Transformación de algo en otra cosa.
> 2. f. Mudanza que hace alguien o algo de un estado a otro, como de la avaricia a la liberalidad o de la pobreza a la riqueza.
> 3. f. *Zool.* Cambio que experimentan muchos animales durante su desarrollo, y que se manifiesta no solo en la variación de forma, sino también en las funciones y en el género de vida.

Por lo tanto, decir que una mujer experimenta una metamorfosis al convertirse en madre no me parece ningún disparate. La maternidad es una de las transformaciones más notables y profundas que se pueden experimentar en la vida. Y que además podemos asociarla a cambios físicos, emocionales, psicológicos y sociales.

Desde el plano físico, tu cuerpo pasa por el proceso mágico de dar vida a otro ser humano. Durante el embarazo, el cuerpo cambia para albergar y nutrir al bebé. Los órganos se recolocan, la estructura física se ajusta y las hormonas se preparan para crear las condiciones perfectas para el desarrollo de la vida dentro de ti. Un proceso transformador que culmina en el parto, un acto que demuestra la resistencia, la fuerza y la resiliencia que nuestros cuerpos están preparados para soportar y que da lugar al nacimiento del bebé, y al de la madre. Y si seguimos centrándonos en el plano físico, este proceso continúa con la lactancia materna y la adaptación que de nuevo hace nuestro cuerpo para proporcionar alimento y cuidado al bebé.

Sin embargo, la metamorfosis de una mujer con la maternidad va más allá de lo físico. La transformación se produce también en el plano emocional y psicológico. La sensación es a veces similar a las olas del mar. Si observas desde lejos, si te paras... puedes apreciar la inmensidad, la perfección, las olas van y vienen en sincronía para que así las mareas sigan su curso y todo funcione. Pero cuando apartas la mirada desde la lejanía, te desnudas y entras en el mar, las olas te llevan, algunas te pillan por sorpresa y te revuelcan, otras las ves venir y decides aguantar la respiración bajo el agua hasta que pasen, y otras, sin embargo, te mecen y sostienen brindándote descanso y alivio en medio del oleaje.

Hablo de la oleada de emociones que trae consigo la maternidad. Amor inmenso e instinto de protección, preocupación, ansiedad, felicidad… También hablo del cambio en las prioridades, cuando la vida empieza a girar en torno al cuidado, la protección y la crianza del hijo. Esto nos impulsa a descubrir nuevas dimensiones de empatía, compasión y paciencia que quizá nunca antes habíamos experimentado y que nos invita a revisar nuestra identidad como mujeres. Una transición que puede ser desafiante y confusa, puesto que, por lo general, ya no cumplimos con la imagen o el concepto que teníamos de nosotras mismas. La sensación de «¿quién soy yo ahora?» puede llevarnos a cuestionarnos a nosotras mismas y a tratar de encontrar un nuevo equilibrio entre la mujer que era antes y la que soy ahora. Tienes la sensación de no reconocerte, de no ser la misma, de intentar volver a ser quien eras y a la vez ver que ya no encajas en esa mujer que eras antes de ser madre… Puede que te cuestiones: «oye, ¿me habré vuelto loca? ¿Qué me pasa? Mi mente funciona diferente». Pero no, no estás loca, es que tu cerebro al convertirte en madre cambia. Esto está científicamente demostrado, no es una percepción tuya, es una realidad.

Por otro lado, desde la perspectiva social, la maternidad también implica cambios significativos. Las mujeres nos enfrentamos a las expectativas y las normas sociales en torno a la crianza de los hijos, pero también recaen sobre nosotras las expectativas que debemos alcanzar como mujeres en la sociedad actual. Lo cual agrega una capa adicional de complejidad a esta metamorfosis. Una metamorfosis que es a su vez desafiante y profundamente enriquecedora. Ya que a través de todas estas transformaciones, las mujeres descubrimos nuevas fortalezas, nuevas habilidades y una capacidad admirable y asombrosa para el amor y la dedicación y, a su vez, para la reinvención de una misma. La maternidad, en su esencia, es un viaje de autodescubrimiento que cambia la vida de una mujer de maneras que son difíciles de expresar con palabras, pero que dejan una huella imborrable en cada una de nosotras. Es como un recordatorio constante de la capacidad humana de crecer, adaptarse y amar incondicionalmente.

Para mí, una de las cosas más bonitas que ha conllevado esta transformación, además de haber sido madre y que mis hijas se hayan convertido en compañeras de vida, ha sido conocerme. Conocer más de mí. Reinventarme. Romperme y reconstruirme en una nueva y mejor versión. Más sabia, más poderosa. También más vulnerable, más empática, generosa y paciente.

Antes decía que con el parto nacen el hijo y la madre. Sí, la madre nace también, pero no renace la mujer que eras. Esto toma tiempo, y no existe un tiempo establecido. Cada mujer lleva a cabo un proceso propio que dependerá de sí misma, pero también de su entorno y circunstancias.

Sí que puedo darte un dato. Científico. Probado. Y es que el cerebro de una madre difiere del de una mujer sin hijos hasta los seis años de posparto.[*]

Cuando hablaba de la metamorfosis que experimentamos las mujeres con la maternidad, lo que pretendía era hacerte entender que, si has sido madre, has cambiado. Que ya nada es igual. Los cambios son profundos a todos los niveles; físicos, emo-

---

[*] Estudio liderado por las investigadoras Magdalena Martínez-García, María Paternina-Die y Erika Barba-Müller, publicado en *Brain Sciences* en 2021.

cionales, psicológicos y sociales. Y que si no te reconoces, si no te encuentras, si no encajas en tu molde anterior, no te preocupes, es normal que esto te ocurra..

La metamorfosis, según la RAE, es el «cambio que experimentan muchos animales durante su desarrollo, y que se manifiesta no solo en la variación de forma, sino también en las funciones y en el género de vida». Este cambio que experimentamos las mujeres durante nuestro *desarrollo* como madres se llama «matrescencia».

Matrescencia, o tu segunda adolescencia

La matrescencia es un proceso muy similar al que se produce en la adolescencia porque es un periodo en el que nuestro cerebro tiene mayor plasticidad, es más maleable y existe mayor vulnerabilidad mental. Cosa que ocurre para favorecer y facilitar la adaptación a los cambios y los requerimientos que supone la llegada de un hijo, en el caso de la matrescencia, o la preparación para la vida adulta durante la adolescencia. En ambos casos, hablamos de transformaciones profundas en la persona que transita este proceso de cambios.

Sin embargo, cuando eras adolescente y estabas

con las hormonas revolucionadas, de mal humor y tu cuerpo en transformación, todo el mundo lo aceptaba porque eras adolescente. Podías permitirte pasar por esta etapa. Debías pasarla. Con las mujeres no ocurre lo mismo. No hay bibliografía suficiente que explique esta etapa que las mujeres viven con la llegada de la maternidad. La matrescencia no es un concepto médico, por lo tanto, no hay una explicación a nivel social de en qué consiste, por lo que en muchos casos termina por confundirse con una depresión posparto. Existe una expectativa irreal de lo que significa ser madre, y cuando llega el momento, que viene acompañado de confusión, revolución hormonal y muchos cambios, muchas mujeres buscan dónde está el error, qué les pasa, qué va mal. La realidad es que probablemente nada vaya mal, y puede que incluso en muchas ocasiones las depresiones posparto se deban a diagnósticos equivocados. No todas, ojo, porque la depresión posparto es una realidad que afecta según datos de la Organización Mundial de la Salud a un 13 por ciento de las mujeres. Se trata de un grave problema de salud pública al que deberíamos dedicar más atención, estudio y recursos. Pero sí considero que puede confundirse con la matrescencia, y que por lo tanto es importante que hablemos entre nosotras. Que nos contemos cómo lo vivimos, cómo nos sentimos, qué nos pasa. Que hablemos con claridad sobre cómo es enfrentarse a la maternidad, que no todo es bonito, y que no pasa nada si tu maternidad y la mía no se parecen en nada, ambas son igual de válidas, y conocer otras historias puede ayudarnos mucho a sentirnos incluidas, vistas y acompañadas.

Escuchar la historia de otras mujeres puede servirnos, además, para conocer las diferencias entre matrescencia y trastornos de salud mental materna. Todas las mujeres madres atravesamos ciertos procesos, como la matrescencia, pero existen más procesos también naturales, aunque estigmatizados, como la depresión posparto, por lo que es importante estar informada. La matrescencia es una crisis vital que se da por la necesidad de adaptación, y la depresión posparto es un trastorno de salud mental perinatal. Y aunque a veces puedan confundirse, porque habrá mujeres que vivan esta crisis vital en un marco de tristeza y confusión, la depresión es invalidante, impide que la mujer que la padece haga su vida con normalidad y requiera de ayuda profesional.

Con relación a la matrescencia, la primera persona en utilizar este término fue la antropóloga Dana Raphael en los años setenta. Lo bautizó así porque, efectivamente, hay muchas similitudes con la adolescencia, cuando se hace una transición de niño a adulto. En la matrescencia se hace una transición de mujer a mujer que es madre. Pero obviamente no es solo esta similitud, sino que hay estudios* que demuestran que en el cerebro se producen cambios en ambos periodos, cambios que, además, son muy similares.

Algunas de las investigaciones que se han realizado han demostrado que durante la matrescencia se produce una disminución de sustancia gris en el cerebro, lo que los científicos denominan una poda neuronal, que facilita que se perfeccionen ciertos circuitos y funciones cerebrales y que constituye la forma de preparar a la mujer para el cuidado del bebé y adquirir las conductas que requiere el rol de madre. La comunidad científica considera el embarazo como la etapa de mayor plasticidad cerebral de la vida adulta. Es como una ventana temporal en la que el cerebro se vuelve más adaptable a la experiencia que está viviendo. Y en esto tienen mucho que ver las hormonas y también la interacción con

* Véase <https://onlinelibrary.wiley.com/doi/ftr/10.10 02/hbm.24513> y <https://pubmed.ncbi.nlm.nih.gov/27991 897/>.

el bebé una vez que ha nacido, porque esta plasticidad del cerebro de una mujer que va a ser madre no se da solo en el embarazo, sino que se extiende hasta seis años después del parto. Por lo tanto, las hormonas hacen que el cerebro sea más plástico, más moldeable, y el trato con el hijo y la crianza es lo que ejerce presiones para moldearlo y adaptarlo a las necesidades del nuevo rol de la mujer que es madre.

La transformación es mucho más compleja y profunda de lo que nos imaginamos. Es decir, todas somos conscientes de los cambios que experimentamos en todos los niveles con la gestación, el parto, el posparto y la crianza, pero ¿somos realmente conocedoras de todo lo que está ocurriendo en nuestro cuerpo y nuestra mente? Tendemos a no profundizar en lo que nos pasa porque en la historia reciente la maternidad se ha entendido como un elemento femenino, y dado que vivimos en una sociedad patriarcal, las cuestiones *de mujeres* no han sido foco de estudio. Y es por esto que todavía existen muchos campos relacionados con la maternidad que no han sido investigados o que están comenzando a investigarse en los últimos años. Así que aunque vamos aprendiendo más sobre todo aquello que nos ocurre a las mujeres con la llegada de la maternidad, estoy convencida de que aún nos queda mucho más por investigar, estudiar y aprender.

El cerebro de madre

Cuando todavía no eras madre y veías a mujeres que sí lo eran, probablemente te hicieras estas preguntas: «¿Cómo lo hacen? ¿Cómo sobreviven sin dormir? ¿Cómo hacen para no volverse locas? Todo el día cuidando, pendientes de que un mini ser humano sobreviva a todos los peligros de la vida». Incluso puede que no te vieras capaz, o que se te quitasen las ganas de ser madre, que lo entiendo. Sin juicios. El caso es que esas mujeres que ya eran madres tenían un cerebro diferente al tuyo. Tenían cerebro de madre.

Por lo general, cuando nos referimos al cerebro de madre, queremos hacer notar los despistes y las lagunas, pero la realidad es que va mucho más allá. Las modificaciones cerebrales que se producen en una mujer embarazada son una necesidad evolutiva. Se deja de un lado el instinto de supervivencia y la mujer antepone a su hijo, antes que a su propia persona.[*] Prevalece el transmitir los genes, más

[*] Susanna Carmona, Magdalena Martínez-García *et al.*,

que la propia supervivencia. Y para que esto se dé, se producen estas modificaciones cerebrales desde el embarazo, que mejoran y empiezan a desarrollar la empatía madre-hijo y a fortalecer el vínculo maternal. Podríamos decir que se trata de una reestructuración con fines adaptativos al nuevo rol de madre.

Además, esta adaptación al nuevo rol no solo se lleva a cabo durante el embarazo y posparto, sino que con el cuidado y durante la crianza también se produce una modificación cerebral, lo cual pone de manifiesto que padres y madres no gestantes también desarrollan cambios en su cerebro a consecuencia del cuidado de sus hijos.[*]

Considero, además, que la maternidad no debería relacionarse de forma exclusiva a la mujer, ya que todos los seres humanos venimos de una madre, y por lo tanto debería tratarse de forma global y no exclusivamente femenina. Al considerarla una experiencia solo femenina, tendemos a encasillar e

---

«Pregnancy and adolescence entail similar neuroanatomical adaptations: A comparative analysis of cerebral morphometric changes», *Human Brain Mapping*, vol. 40, n.º 7, 2019.

[*] Melissa Hogenboom, *The Motherhood Complex: The story of our changing selves*, Piatkus, 2021.

incluso a normalizar ciertas ideas, como esa de que las mujeres están *locas*, que no es más que un nuevo término de la historia contemporánea más suave que llamarnos «brujas». Las madres no son más que mujeres en contacto con su instinto. Mujeres que no acallan sus ciclos, emociones e intuición, cosa que se ha pretendido que hagamos durante siglos. Así que no puedo dejar de sorprenderme cuando somos nosotras, las mujeres, cuando crecemos con el discurso aprendido, las que nos referimos a nosotras mismas como locas: «Las hormonas me tienen loca».

Si no se estudia e investiga más sobre los ciclos de la mujer, mantendremos este discurso, seguiremos sin conocer una parte muy importante de nosotras mismas. Esto es, sin poder entender qué se mueve dentro, qué me lleva a sentir unas emociones u otras. Y a pensar que hay algo malo en mí, cuando realmente hay un ciclo que en cierto modo puede estar condicionando mi comportamiento y mis emociones.

Esto es especialmente llamativo durante el embarazo, cuando el organismo de una mujer está expuesto a niveles hormonales muy superiores a los normales, y que no solo tienen un efecto en nuestras emociones y comportamientos. Las hormonas también son responsables de los cambios físicos que se producen en nuestro cuerpo. Nos ponemos literalmente al servicio de la vida. Y esta es otra de las características comunes en la adolescencia y en la matrescencia, pues son los únicos periodos vitales en que hay un incremento brusco de las hormonas, en concreto, de los niveles de estrógenos.

Por lo tanto, como decía antes, cuando eras adolescente y te comportabas de manera insoportable, no aguantabas a tus padres, tus gustos cambiaban radicalmente, cuando intentabas encontrar tu propia identidad a la vez que lidiabas con la forma en que te relacionabas y te mostrabas al mundo, entonces no pasaba nada porque eras una adolescente. La adolescencia sí es un periodo que ha sido estudiado científicamente y se conocen los procesos que los niños viven en esta transición a la vida adulta, así que todo queda justificado. Tiene explicación y está socialmente aceptado.

Sin embargo, está científicamente demostrado que la transición de una mujer a la maternidad es un periodo similar a la adolescencia, pero socialmente aún no está tan normalizado que una mujer cambie, que adquiera una nueva identidad. O que pase por un periodo de crisis por lo que supone esta adaptación. Así que si alguna vez has reflexionado sobre lo que te está sucediendo, o has pensado que no eres la que eras, o que no te reconoces y te sientes incomprendida, quiero que sepas que es normal. Y que no, no estás *loca*. Estás atravesando un periodo natural.

Resurgir en una mejor versión de ti

Vivir la maternidad con cierto punto de melancolía, tristeza y confusión no te hace peor madre. Tendemos a idealizar la maternidad como un momento de puro amor, felicidad y éxtasis, cuando en muchas ocasiones esta idealización no puede estar más lejos de la realidad. No debemos olvidar que la maternidad es donde convergen la vida y la muerte. Aun siendo un proceso que origina vida, también causa la muerte de la persona que eras. Suena duro, suena a sentencia. Y es que la maternidad también significa duelo, despedida de quien eras para poder dar la bienvenida a la persona que serás en adelante.

Carta sobre el duelo que trae consigo la maternidad:

> La mujer que yo era antes ya no está. Esa parte de mí, esa niña que se convirtió en mujer, a la que he estado intentando encontrar incansablemen-

te en los primeros momentos de mi maternidad, pero a la que no he conseguido encontrar, porque ya no está.

Ya no soy esa mujer.

Y durante un tiempo me he cuestionado quién soy ahora.

Dedicando cada momento a ser madre. Día y noche. Cada día.

Disfrutando de los momentos bonitos, y sufriendo los que lo son menos.

Apoyándome en el amor de mis hijas, y también en el hecho de que de mí depende cómo ellas aprendan a percibir el mundo. Un mundo en el que quiero que vean alegría y libertad. Posibilidades. Para que sean quienes quieran ser.

Y aun cuando veo la dureza, la hostilidad y lo gris del mundo, cuando para mí todo es difícil, quiero pintárselo bonito. Y lo hago. Porque una madre todo lo puede.

La maternidad es un duelo. Una experiencia transgresora que me ha hecho romper con todo. Se ha llevado mucho de mí, de la mujer que fui. Y eso duele.

Necesito enfrentarme a la despedida, decir adiós. Siento melancolía, tristeza, incertidumbre y miedo. Le he dicho adiós a la mujer que era. Me he despedido de mi ser más querido hasta el momento: yo.

A ratos ser madre me trae tanta alegría que alivia y a la vez pospone mi duelo. Y por momentos mi duelo es tan profundo y sentido que se lleva la felicidad. Y está bien. Cada mujer tiene su proceso. Y este es el mío. Tan válido como cualquier otro.

En este nuevo rol de madre me siento más frágil, pero más fuerte. Mi vida es más caótica, pero está más llena. Tengo una visión más global de las situaciones, pero a la vez disfruto más de las pequeñas cosas. Tengo menos tiempo, pero también vivo con más intensidad el que tengo. Y por ello, solo puedo estar agradecida.

Tener hijos me ha hecho sentir más vulnerable que nunca. Y ha sido sanador al mismo tiempo.

Estoy agradecida a la mujer que fui. Porque es por ella que he llegado a ser quien soy. La maternidad es la experiencia más profunda y transformadora que he vivido. La mujer que yo era ha sufrido una metamorfosis para llegar a ser la mujer que soy.

Y de ella, estoy orgullosa.

Y ahora espero que entiendas que esta nueva mejor versión de ti llegará. Y que todos los cambios que estás experimentando son normales. Forman parte del proceso. Que estás viviendo una segunda adolescencia y que cuando fuiste adolescente tampoco tenías ni idea de hacia dónde ibas ni de qué sentido tenía la vida. Porque tu cerebro estaba moldeándose entonces, preparándote para tu vida adulta, dándote las herramientas que ibas a necesitar para entender la nueva etapa en la que te adentrabas. Con el embarazo, el posparto y la crianza hasta los seis años, tu cerebro está haciendo exactamente lo mismo. Por lo tanto, es perfectamente normal que no tengas ni idea de quién eres. Y es probable que sientas que algo se ha roto dentro de ti. Que justo cuando creías que alcanzabas el punto de estabilización, que habías conseguido descifrar de qué va esto que es la vida… decidiste ser madre, y todo cambió. Pero déjame decirte que la vida son esos procesos en que nos caemos y levantamos. Unas caídas son más fuertes que otras, con algunas todos los cimientos se tambalean, pero tú, sí, tú, estás preparada para seguir buscando el equilibrio. Lo único que necesitas saber es que tienes la capacidad de romperte y sanarte. Que tu cuerpo sabe perfectamente lo que tiene que hacer por ti. Ha creado vida, no lo subestimes, y va a ayudarte a sanar. Se halla en un proceso de metamorfosis y su única misión es que te conviertas en mariposa. Así que confía. Hasta ahora te movías por la vida cual gusano, y puede que ahora estés metida en tu cueva, cuya salida no encuentras... pero esto es solo porque tus alas están creciendo. Tu cuerpo se está preparando para resurgir en una nueva y mejor versión de ti.

Que las madres podamos hacerlo todo (porque poder, podemos) no significa que debamos hacerlo todo.

UNA MAMÁ CUALQUIERA

MUJERESMADRES

Capítulo 9:

El nuevo modelo

Maternidad y libertad no siempre han ido de la mano, incluso me atrevo a decir que nunca lo han hecho. La maternidad le ha sido impuesta a las mujeres a lo largo de la historia, por la continuidad de la especie y por los mandatos culturales y sociales. En la sociedad actual la maternidad empieza a respirar libertad, empieza a poder ser una decisión. Aunque sigue viéndose condicionada por factores culturales y una realidad laboral que la complica y consume ese aire libertario que empieza a cortejarla.

Desdibujando los roles tradicionales

El valor de las mujeres se medía según su rol materno. Ahora, nuestro valor todavía se está definiendo, pero por muchos factores. Se nos sigue midiendo por nuestro rol como madres, pero también por nuestros roles profesionales, así como por qué tipo de mujer somos. Y seguro que estamos de acuerdo en que todas estas medidas a las que estamos expuestas nos agotan. Son muchas, y la exigencia social y la nuestra propia son irreales. ¿Por qué somos tan exigentes con nosotras mismas y con otras mujeres? Porque hemos crecido siendo la generación bisagra y hemos creído poder llegar a todo. Era nuestra expectativa, y soltarla no es tan fácil.

La sociedad sigue abogando por un rol de madre disponible, calmada, dedicada, que es hogar, participa en las actividades escolares de sus hijos, no se pierde nada, cocina casero a diario y remienda las rotos de las rodillas a mano. Al mismo tiempo existe un rol de mujer libre, que trabaja, independiente, que se cuida, viaja por el mundo, hace yoga y que va de *brunch* los sábados con sus amigas, todas mujeres exitosas e independientes también. El problema es que estos conceptos, estas idealizaciones de la mujer y de la madre, están acabando con la salud mental de las mujeres madres. Es difícil definir nuestra identidad como mujeres madres porque quiero ser la que no se pierde ni una actuación del colegio de sus hijos, pero también quiero ser la que sale a cenar con sus amigas o la que viaja por trabajo. La realidad es que no podemos serlo todo, aunque hayamos creído que sí. No es que haya una mano negra que pretenda destruirnos, es que somos el fruto de un cambio de modelo y nos ha tocado estar en medio. En medio de una transformación de los roles. En medio de la apertura social a nuevos géneros, al desdibuje del hombre proveedor y la mujer cuidadora. En medio de la construcción de nuevos roles y nuevas formas de organización familiar. Y esto nos obliga a criar sin referentes y a construir nuestra nueva identidad con culpa, por no llegar a todo.

Las mujeres que somos ahora madres, o que maternamos en la era de la maternidad moderna, estamos definiendo el nuevo modelo. Un modelo que supone un nuevo paradigma para las mujeres y la maternidad, y que sin duda tendrá un impacto en la identidad de la mujer y contribuirá a la formación de nuevas perspectivas y actitudes en las generaciones futuras. Pero definir un nuevo modelo es responsabilidad de todos, no solo nuestra. Necesitamos una organización social y políticas que sostengan a las madres. Que ser madre no traiga implícito la salida del mundo laboral, que no se expulse a la mujer que es madre de la sociedad por no ser productiva en el mercado. Que el cuidado no tenga que externalizarse, y en ocasiones acallar el instinto y la naturaleza que nos dice que es pronto para dejar a nuestro bebé. Que se nos permita elegir, elegir de verdad, sin tener que partir del privilegio para poder hacerlo. Que no se juzguen nuestras decisiones, y que la sociedad y nosotras mismas cambiemos de una vez la expectativa. Ser mujer y ser madre no debería entenderse como roles independientes. Podemos ser madres y seguir siendo mujeres, o lo que es lo mismo, MUJERES MADRES.

Feminismo y maternidad

Haber crecido en hogares con roles de género tradicionales y donde reinaba el patriarcado es la realidad de la mayoría de las mujeres que somos ahora madres. Hemos escuchado hablar de feminismo, incluso hemos creído haber crecido en una sociedad diferente a la anterior en materia de derechos e igualdad. Pero la realidad es que, aunque sí hemos ganado muchos derechos y hemos avanzado, seguimos siendo mujeres que tienen que desprenderse de la educación machista, de muchos actos y situaciones que damos por hecho, y que debemos hacer el esfuerzo de analizarnos, informarnos y educarnos para poder de verdad entender el feminismo y avanzar hacia él.

Para mí no fue hasta la llegada de la maternidad cuando me di cuenta de que no era tan feminista como creía ser. De adolescente y entrando en mi vida adulta me consideraba igual a un hombre en materia de derechos. Accedí a la universidad igual que mis compañeros y arranqué mi vida profesional sin grandes diferencias. Se me escapaba que cuando salíamos de fiesta y cogía un taxi, yo mandaba un mensaje a mis amigas con la matrícula del taxi en el que iba porque el taxista no paraba de mirarme las piernas por el retrovisor. Se me escapaba que tenía que pedir que alguien me acompañase al coche al salir de la biblioteca de noche, porque estaba oscuro y temía por mi seguridad. Se me escapaba que no es normal que me preguntasen por mis planes de familia en entrevistas de trabajo. No me daba cuenta de todos aquellos detalles que condicionaban mi vida solo por ser mujer. Porque había crecido en una sociedad patriarcal que normalizaba todas estas conductas, y yo tampoco me había parado a cuestionarme nada de esto.

Cuando vivía en pareja con el que ahora es mi marido, antes de que tuviésemos hijos, también me consideraba feminista. Nos repartíamos las tareas, y yo no sentía que tuviese ninguna carga extra en el hogar solo por ser mujer. Pero llegaron mis hijas, y con ellas la carga vinculada al rol tradicional de madre, que yo misma asumí porque así lo viví cuando era niña y era mi referente, y así me dejó asumirlo mi marido porque, al igual que yo, él también creció en un hogar tradicional. Y ni siquiera llegó a ser una conversación, simplemente ambos lo dimos por hecho. Además, como me sentía una mujer moderna, no me planteé ni por un segundo al inicio de mi maternidad abandonar o pausar mi carrera profesional, pero, si la niña enfermaba y no podía ir a la escuela, sin cuestionamiento alguno era yo la que se quedaba ese día en casa con ella, y por ende, era mi carrera profesional la que empezaba a sufrir. Y así, poco a poco, fue como empecé a darme cuenta de que estábamos estableciendo un modelo insostenible y, por desgracia, común en la generación bisagra. Entonces comencé a analizar nuestra vida, nuestros roles, y concluí que no éramos ni tan modernos ni tan feministas como pensábamos y que existe una relación incómoda entre el feminismo y la maternidad.

Porque el ideal de maternidad que existe en la sociedad patriarcal somete a la mujer a la crianza y el hogar, es un modelo de maternidad que invisibiliza a la mujer y la aleja de su libertad Puedo comprender, entonces, que este modelo de maternidad pueda entenderse como una limitación más impuesta a las mujeres y que se interprete como un freno en la liberación de la mujer. Pero el feminismo no debería ser maternoexcluyente, más bien debería poder aplicarse a la maternidad para la búsqueda de un nuevo modelo más libre, en el que las mujeres puedan, entre otras cosas, decidir sobre sus cuerpos, ser o no madres, escoger cómo parir o decidir sobre la lactancia. El feminismo tiene mucho que aportar a la maternidad, las mujeres que son madres necesitan más derechos y más recursos para maternar.

Es común que las mujeres seamos feministas, y llegada la maternidad, nuestra maternidad no lo sea. Sin embargo, hablaba de la necesidad de integrar ambos roles, de no hacerlo, viviremos en disonancia, que es uno de los síntomas comunes de las mujeres que maternamos en la era de la maternidad moderna. Cuando una mujer es madre, su maternidad le acompaña en todos sus otros roles: mientras trabaja, mientras sale con amigas, cuando está de escapada romántica con su pareja o cuando va a darse un masaje y a dedicarse un rato para ella. La mente de madre no se va; repasa la lista de pendientes, organiza la comida de la semana y se culpa por no haber podido asistir a la reunión del cole.

Hay varios factores que afectan directamente a que muchas mujeres no puedan vivir maternidades feministas. La violencia obstétrica, la falta de conciliación y la falta de corresponsabilidad real son algunos de ellos.

Cuidados

La corresponsabilidad es la gran tarea pendiente en materia de crianza en la actualidad y una de las claves para poder avanzar hacia un nuevo modelo. Cierto es que en la crianza temprana la madre desempeña el papel principal con respecto a los cuidados por motivos biológicos, y esto no significa que esta madre sea patriarcal y se esté estableciendo en el hogar un modelo tradicional. Porque las parejas corresponsables deberían asumir otros cuidados que también deben ser cubiertos, como el del hogar, o el de la propia madre que está centrada en el cuidado del bebé. Y esta corresponsabilidad deberá ir adaptándose a las distintas etapas en la infancia de los hijos, participar en las actividades escolares, por ejemplo, con el objeto de repartir la carga mental y el cuidado de los hijos.

Con todo, incluso con una corresponsabilidad real no se va a establecer el nuevo sistema. Hace falta más. Hacen falta políticas de conciliación reales para madres y padres. Pero sobre todo, hace falta un cambio de paradigma profundo, que no se quede en la superficialidad de falsos idealismos y políticas que solo el papel sostiene. Mientras la maternidad se entienda como un *parón* en la productividad laboral de la vida de una mujer, se siga discriminando a quienes tienen cargas familiares, sobre todo a las mujeres, y se entienda el cuidado como algo privado de la vida familiar, poco vamos a avanzar hacia un cambio de modelo. Pues los cuidados deben formar parte de la conversación social y política, para que la mujer pueda liberarse sin juicios, y el hombre pueda incluirse en ellos, sin perder su masculinidad por ello, y que además haya un sistema que los sostenga en ambos casos.

El concepto de maternidad se construye en torno a los elementos sociales y culturales, por lo que bajo el seno de una sociedad patriarcal, es lógico pensar que la experiencia de la maternidad esté muy marcada por la ideología que dicta el patriarcado. Y como no podemos separar a una mujer de su rol como madre, su identidad se verá también afectada por esta ideología. La capacidad de reproducirnos que solo tenemos las mujeres ya nos condiciona y establece la gran diferencia entre madres y padres de cara al cuidado, puesto que la respuesta biológica del cuerpo femenino a la maternidad es inmediata, mientras que en el del hombre, padre u otra mujer que no ha gestado, pero que aun así es madre, esta respuesta biológica también se da, pero se desarrolla de forma más lenta en el tiempo y que depende directamente de cuánto se interactúe con el bebé y de cuánto se participe en los cuidados del mismo. Los estudios científicos ponen de manifiesto que el otro progenitor, aun no habiendo gestado, es capaz de desarrollar una respuesta biológica y adaptarse al cuidado de los hijos.

En las parejas heterosexuales, que suelen ser el epicentro de la desigualdad en la crianza, empieza a gestarse y representarse la nueva generación de padres, que vienen a sostener el nuevo modelo y a romper con los estereotipos tradicionales de hombre proveedor y padre ausente. Estos padres comprometidos con la crianza y dispuestos a establecer lazos afectivos y un apego seguro con sus hijos son esos a los que la sociedad denomina *padrazos* por hacer lo mismo, o menos, que una madre, a la que no denominamos *madraza*. Esto refleja que como sociedad estamos aún lejos de establecer un nuevo modelo que implique una paternidad responsable, o una corresponsabilidad real en los hogares. A mi parecer, la corresponsabilidad no implica el reparto igual de las tareas, sino que haya un reparto justo según el acuerdo familiar, y sobre todo, que este acuerdo no esté basado en cuestiones de género. Aun así, todavía son pocos los hogares que sostienen el reparto en las oportunidades reales de cada progenitor y no en cuestiones de los roles tradicionales.

Cuando la mujer es la cuidadora principal, entendemos que una madre debe ser emocional, y no solo práctica. De modo que si el padre es el que asume el papel de cuidador principal, debe ser también un hombre conectado con sus emociones. Y sabemos que la educación tradicional de los hombres de la generación bisagra ha seguido estando marcada por la masculinidad tóxica y la desconexión emocional en muchos casos. Con relación a esto, la catedrática de Sociología Inés Alberdi y la psicóloga Pilar Escario desarrollaron un estudio titulado «Los hombres jóvenes y la paternidad». Una de las conclusiones a las que llegaron fue que los hombres se enfrentan a un proceso de transformación porque los modelos con los que se criaron ya no les sirven para ejercer su paternidad. Ellos también se enfrentan a un reto en cuanto al cambio de modelo se refiere. Porque si las mujeres soltamos, ellos tienen que sostener. Y esto implica renunciar a cuestiones tan normalizadas como seguir con su carrera profesional intacta, continuar disfrutando de tiempo personal sin organización previa, o no abandonar sus *hobbies* o reducir el tiempo disponible para ellos.

Y son los casos de paternidades responsables los que deben normalizarse, los que deben servir de ejemplo y escaparate para instaurarse como la norma. Porque cuando las responsabilidades del hogar y la crianza son compartidas, ambos progenitores podrán encontrar espacios para realizar otras acciones y aumentar su bienestar, desde el desarrollo de una carrera profesional, hasta el disfrute de actividades de ocio. Esto ejercerá un impacto directo en el bienestar familiar. Pero para ello es necesario la implementación de políticas que fomenten esta transformación a favor de la corresponsabilidad y la conciliación, así como la generación e implantación de nuevas ideologías en la mente colectiva que incluyan al hombre en la crianza sin poner en tela de juicio su masculinidad o su compromiso con su trabajo, por ejemplo.

La mujer en el nuevo modelo

Aunque a veces desearía tener una bola mágica de cristal que pudiera decirme cómo se ve el futuro, como imaginarás, no la tengo y no puedo describir con precisión cómo será el nuevo modelo y qué nos deparará a las mujeres cuando este se instaure. Sí que puedo identificar algunos de los factores que necesitan cambiar, alguno de ellos ya se encuentra en proceso de cambio, para avanzar hacia un sistema más justo para nosotras. También he podido contarte de dónde vienen muchas de las cuestiones que a las mujeres nos afectan con la llegada de la maternidad. Y por supuesto puedo identificar las nuevas tendencias que surgen en relación con nosotras y nuestra forma de ser madres.

Las mujeres estamos rompiendo esquemas y transformando el rol tradicional de mujer y madre. Esta transición nos está llevando a tomar consciencia sobre la maternidad que deseamos vivir, a la vez que intentamos encajarla con nuestros otros roles que impactan en la sociedad con igual importancia.

Tras haber leído ya todos los capítulos de este libro, habrás podido identificarte en muchas de las partes con lo que supone ser mujer y madre en la actualidad, lo que llamo maternidad moderna. La locura que supone ser mujer y madre ahora, mantener tu carrera profesional, pero sin perderte nada de la infancia de tus hijos. Cuidar a tus padres porque se hacen mayores. Asegurarte de que tus hijos vayan a extraescolares, pero no a demasiadas, que se sobreestimulan. Mantener al día la casa, cocinar casero y que no se te acumule la ropa. Cuidar tu relación de pareja, mantener la chispa, estar siempre dispuesta. Por supuesto, también necesitas una tribu, pero no va a venir sola, tienes que crearla tú, así que socializa. ¡Ah! Y estar guapa y con buen tipo, no vayan a pensar que te has dejado ir. También recuerda que tu suelo pélvico necesita que lo trabajes, no te vayas a hacer pis encima mientras saltas en el trampolín con tus hijos. Y tampoco te quejes de la maternidad, que para eso fuiste tú la que decidió ser madre.

Cansa solo de leerlo. Y todas sabemos lo que también cansa vivirlo. Y ni que decir tiene que este modelo no es sostenible. Las mujeres necesitamos liberarnos de la culpa, la carga y la expectativa. No podemos seguir queriendo cumplir las exigencias del querer y el cuidar. Y aunque en los últimos años la situación de las mujeres ha experimentado cambios considerables, hay que poner el cuidado en el centro de las decisiones políticas y económicas, así como desdibujar los roles tradicionales y eliminarlos de la educación de las nuevas generaciones para poder avanzar hacia un nuevo modelo.

Es cierto que en algunos campos las mujeres hemos conseguido un avance importante, pero la maternidad y los cuidados siguen siendo los más enquistados y en los que más dificultad encontramos para avanzar. Nunca enfoco el avance de las mujeres desde la lucha con los hombres, no creo que la lucha ni la generación de una dualidad pueda favorecer el desarrollo de una sociedad más igualitaria. Creo en la unión, el apoyo y la comprensión. Aunque, por supuesto, la sociedad patriarcal actual hace que los hombres cuenten con el respaldo de años de historia, y esto haya hecho que hombres y mujeres tengamos interiorizadas cuestiones machistas en nuestra forma de ver, vivir y entender la vida. Solo mediante la intención, la información y la formación podremos despojarnos de este lastre que nos dificulta seguir avanzando en materia de feminismo e igualdad.

Las mujeres ya hemos hecho una toma de consciencia de nuestro papel en la sociedad, y llevamos décadas de movimientos feministas que sirven para concienciar, o al menos para poner sobre la mesa la situación insostenible en que nos encontramos. Y aunque parece que el consciente colectivo tiene claro el derecho a la igualdad, todavía persisten ámbitos en que hay que seguir trabajando para que los esquemas sociales sean más justos y adecuados a la realidad de una nueva sociedad que busca encajar en un modelo que todavía no se ha creado.

Cuando consigamos una liberación real para las mujeres y podamos construir nuestra identidad sin tener que tomar como base los roles tradicionales de esposas, madres o amas de casa, será cuando podamos confirmar que el nuevo modelo se está instaurando. Según Inés Alberdi, socióloga y catedrática experta en derechos de las mujeres que citaba antes, las mujeres posmodernas serán aquellas que asuman el control de su propia vida y se constituyan como mujeres vanguardistas en relación con sus estilos de vida, su nivel profesional y cultural y sus inquietudes en general. Estas mujeres serán quienes contribuyan de manera más directa a transformar el sentido de la maternidad con la emergencia de modelos menos convencionales.

Aunque pudiera parecer que las mujeres ya tenemos opción de encajar la maternidad según nuestro estilo de vida; ser madre a una edad más tardía, o no tener que estar en matrimonio (o incluso en pareja) para ser madre, optar por delegar el cuidado a terceras personas y no abandonar la carrera profesional, entre otras situaciones, la realidad es que todavía no estamos libres de las exigencias sociales que nos recuerdan que lo *correcto* es el modelo de familia tradicional, encasillando a la mujer en el rol de cuidadora y al hombre en el de proveedor. Se obvia y se olvida que las familias actuales adquieren formas diversas, y que los roles convencionales empiezan a desdibujarse. La diversidad es un valor social que aporta riqueza y oportunidades. Tan válida es la mujer que decide pausar o abandonar su carrera profesional para dedicarse al cuidado de sus hijos como aquella que decide no hacerlo. Hay tantas maternidades como madres en el mundo, por lo que es imposible establecer un modelo cerrado y marcado que defina la familia. Lo que sí es posible es establecer un modelo que brinde libertad en las decisiones, que estas decisiones no se sometan al juicio social, y que además estén sostenidas por el sistema, para que la toma de decisiones venga de un punto de partida verdaderamente libre y no condicionado por *el qué dirán*, la imposibilidad de conciliación, el peso de la carga mental no repartida o la falta de corresponsabilidad.

Conclusión: La maternidad moderna es *too much*

Seguramente, a medida que has ido avanzando por los distintos capítulos de este libro, has podido identificarte con alguna o varias cuestiones que he descrito. Igual te resulta familiar cómo ha cambiado tu sexualidad, te has sentido aludida cuando hablaba de culpa, te has dado cuenta de que aún te faltan piezas para encajar tu nuevo puzle, o quizá hayas podido reconocer el modelo de origen del que hablo en tu propia infancia. Sea lo que sea, si eres madre ahora, perteneces a la era de la maternidad moderna y alguno de los temas de los que se han hablado aquí te toca de cerca.

Así que, si eres madre, voy a pedirte por un momento que hagas el esfuerzo de leer estas líneas desde tu yo mujer. Voy a hablar de las madres en tercera persona, para no incluirme, y que así al leerme no te incluyas tú tampoco y seas capaz de abstraerte y verlo desde fuera.

Las mujeres que son ahora madres están maternando en un momento histórico único porque se enfrentan a la complejidad de los roles y a las múltiples expectativas que hay puestas sobre ellas, y además no tienen un modelo de referencia que les sirva, ni un sistema que todavía las sostenga. Y si la maternidad es una experiencia compleja, esta situación es como darle una vuelta de tuerca más.

Pero saco algo maravilloso de esto. Estas madres son las que están reescribiendo lo que significa ser madre ahora. Tienen la oportunidad de empoderarse, redefinir las normas establecidas y, gracias también a las nuevas herramientas digitales y plataformas de las que disponen, pueden compartir experiencias y sentimientos que son universales en el mundo de la maternidad. Y aunque sea un viaje único, personal y solitario, pueden encontrar apoyo en círculos de mujeres que compartan sus mismos valores. Y sí, no tienen una tribu que las sostenga en el plano físico, ya no crían en comunidad y esto dificulta la conciliación y el tiempo disponible, pero disponen de nuevos formatos de tribus que las acogen en el plano emocional. Hablo, por ejemplo, de grupos de acompañamiento online en el posparto, con profesionales maravillosas y otras mujeres que viven experiencias muy similares. O grupos de mujeres en búsqueda de embarazo que se acompañan en el proceso, o grupos de crianza donde compartir dudas y preocupaciones. La lista podría ser infinita.

No reniego del calor de una tribu. Ojalá todas

las madres pudieran tener ambas cosas. Pero los ritmos del nuevo modelo son diferentes y la presencia, como el tiempo, se ha convertido en un bien de lujo. El nuevo modelo lo están creando estas Mujeres Madres de las que te hablo, y a las que quiero describirte, para que ahora sí, te incluyas.

Somos resilientes, tenemos una capacidad enorme para adaptarnos y recuperarnos frente a las dificultades que trae consigo la maternidad moderna. Somos mujeres empoderadas, tomamos decisiones informadas e impulsamos cambios en la sociedad, en nuestras familias y en nosotras mismas. Somos más conscientes y es por eso que estamos criando teniendo en cuenta las emociones de nuestros hijos, a la vez que también hacemos un trabajo interno de sanación. Somos la generación de madres que está creando el nuevo paradigma.

A medida que te acercas al final de este libro, te invito a que reflexiones y te permitas explorar, con compasión y apertura, el significado que la maternidad tiene para ti. No lo que te habían contado que sería, ni las expectativas que te dicen cómo debería ser. Tómate un momento para conectar con tus propias experiencias. A veces la maternidad lleva nuestra vida a un ritmo tan frenético que hace que no nos paremos a pensar ni a sentir. Pero seguro que durante la lectura ha habido momentos en que estas páginas te han servido de espejo donde ver reflejada tu propia historia. Tal vez también te haya ayudado a descubrir nuevas perspectivas. Y esto ya es un buen punto de partida para reflexionar.

Para terminar, me gustaría hacerte un breve recordatorio.

No te olvides de ti porque la madre que hay en ti te necesita. Necesita que no te olvides, que no te abandones. Tú estabas ahí primero. Ella, la madre, no es nadie sin ti. Y tú, con ella, eres más. Ella potencia quien eres, te enseña tus luces y sombras para que resurjas en una nueva mejor versión de ti. Más poderosa, más auténtica, más segura y honesta contigo misma.

Agradecimientos

Son muchas las personas que hacen que este libro sea posible. A algunas las conozco y a otras no. Pero mi gratitud va para todas ellas.

A ti, lectora (o lector), por dedicar tu tiempo a leerme. Por haberme escogido entre tantas otras opciones. Espero que hayas encontrado acompañamiento, reflexión e inspiración en estas páginas.

A mis hijas. Habéis venido a darle un nuevo sentido a mi vida y habéis hecho posible que yo sea la mujer que soy hoy. Mis musas, que acentuáis mi deseo profundo de contribuir a un mundo mejor, donde la equidad reine y podáis brillar y soñar sin restricciones, y donde tampoco se limite vuestro potencial. Sois luz. Me habéis enseñado tanto, y continuáis haciéndolo cada día, que no puedo evitar emocionarme cuando pienso en todo lo que todavía nos queda por aprender y crecer juntas. Gracias por escogerme y por hacer de mi vida un lugar tan bonito.

A Adrián, mi marido y compañero, que cree en mí más que yo misma. Tu amor, apoyo, motivación y fe ciega me han sostenido en todo el proceso de escritura de este libro. Gracias siempre por hacerme grande, por dejarme brillar y sentirte orgulloso de mi brillo. Tu admiración me empuja a ir a por más. Somos un gran equipo. Te quiero.

A mi madre. Mujer que ha vivido más vidas que un gato. Podría escribir un libro entero sobre ti. Tu valentía, tu resiliencia, tu amor infinito, tu capacidad de reinventarte y tus ganas de vivir son pura inspiración para mí.

A mis amistades. Por todos esos cafés que nos hemos dejado de tomar mientras estaba sumergida en mi libro. Por todos esos párrafos que os he pedido leer para ver si se entendían. Y por vuestro apoyo y confianza siempre. Me siento acompañada y sostenida.

Y a mi editor, Oriol, por confiar en mi idea desde el primer momento y así ayudarme a hacerla posible. Por todos tus síes. Y por hacerlo tan fácil.

Si quieres más…

Puede que hayas tardado meses en llegar a estas últimas páginas, es posible que dispongas de poco tiempo para la lectura, lo entiendo. O quizá hayas conseguido encontrar en tu rutina un rato para ti, hayas decidido dedicarlo a leerme y hayas devorado este libro en pocos días. Sea de la manera que sea, si estás leyendo esto es porque has llegado al final, así que, además de agradecértelo, quiero darte más.

Muchos de los temas de los que hablo en este libro también los trato en mi pódcast, *MujeresMadres con Lucía Ruz*, pero en el pódcast, además, puedes encontrar otras temáticas y entrevistas a expertas en distintas materias relacionadas con las mujeres y la maternidad. Puedes escucharlo en todas las plataformas.

También puedes encontrarme en redes sociales,

principalmente en Instagram: @mujeresmadres. Me encantará conocer qué te ha parecido el libro y si hay algo que haya resonado especialmente contigo. Mi bandeja de entrada está siempre disponible y yo estoy siempre deseando leerte.

Gracias una vez más.

BIBLIOGRAFÍA

CAPÍTULO 1

APONTE, Catherine, «El mito del reloj biológico», *Psychology Today*, 2021, <https://www.psychologytoday.com/es/blog/el-mito-del-reloj-biologico>.

DELGADO, Daniel, y Fran Navarro, «Historia de la mujer: desde la prehistoria al feminismo actual», *Muy interesante*, 2023, <https://www.muyinteresante.es/historia/35811.html>.

CAPÍTULO 2

JOEL, Daphna, y Luba Vikhanski, *Gender Mosaic: Beyond the Myth of the Male and Female Brain*, Little, Brown Spark, 2019.

Plank, Liz, *For the Love of Men: A New Vision for Mindful Masculinity*, St. Martin's Press, 2019.

CAPÍTULO 3

Wolf, Naomi, *El mito de la belleza*, Continta me tienes, 2020.

CAPÍTULO 6

Killen, Tim, *et al.*, «Increasing cognitive load attenuates right arm swing in healthy human walking», *Royal Society Open Science*, vol. 4, n.º 1, 2017.

CAPÍTULO 7

Ciciolla, Lucia, y Suniya S. Luthar, «Invisible Household Labor and Ramifications for Adjustment: Mothers as Captains of Households», *Sex Roles*, vol. 81, 2019.
«Procter & Gamble visibiliza el problema de la carga mental de las mujeres», *MarketingNews*,

18 de febrero de 2019, <https://www.marketing news.es/marcas/noticia/1120531054305/procter-gamble-visibiliza-problema-de-carga-mental-de-mujeres.1.html>.

ONU Mujeres, «Redistribuir el trabajo no remu-nerado», <https://www.unwomen.org/es/news/in-focus/csw61/redistribute-unpaid-work>.

Ley 39/1999, de 5 de noviembre, para promover la conciliación de la vida familiar y laboral de las personas trabajadoras. *Boletín Oficial del Estado* 266, 6 de noviembre de 1999, < https://www.boe.es/buscar/doc.php?id=BOE-A-1999-2156 8#:~:text=A%2D1999%2D21568-,Ley%2039% 2F1999%2C%20de%205%20de%20noviembre %2C%20para%20promover,laboral%20de%20 las%20personas%20trabajadoras>.

FAJARDO, José, «Generación Lexatin: cómo los tranquilizantes se han convertido en la droga de los jóvenes», *El Mundo*, 20 de junio de 2019, <https://www.elmundo.es/papel/historias/2019/06/20/5d0a5c58fc6c832c768b461a.html>.

CAPÍTULO 8

SACKS, Alexandra, *A new way to think about the transition to motherhood*. Conferencias TED, <https://www.ted.com/talks/alexandra_sacks_a_new_way_to_think_about_the_transition_to_motherhood/transcript>.

CARMONA, Susanna, Magdalena Martínez-García *et al.*, «Pregnancy and adolescence entail similar neuroanatomical adaptations: A comparative analysis of cerebral morphometric changes», *Human Brain Mapping* vol. 40, n.º 7, 2019.

MARTÍNEZ-GARCÍA, Magdalena, María Paternina-Die, Erika Barba-Müller *et al.*, «Do Pregnancy-Induced Brain Changes Reverse? The Brain of a Mother Six Years after Parturition», *Brain Sciences*, vol. 11, n.º 2, 2021.

HOEKZEMA, Elseline, Erika Barba-Müller y Cristina Pozzobon, «Pregnancy leads to long-lasting changes in human brain structure», *Nat Neurosci*, 2017.

CAPÍTULO 9

IMAZ, Elixabete, *Convertirse en madre: Etnografía del tiempo de gestación*, Cátedra, 2010.

ARCINIEGA, Mittzy, Lorena Gómez, Nele Hansen et al., *La ideología de la maternidad intensiva como eje de violencia simbólica*, <chrome-extension://efaidnbmnnnibpcajpcglclefindmkaj/ https://www.upf.edu/documents/222272055/24 1634934/Informe_La+ideolog%C3%ADa+de +la+maternidad+intensiva+como+eje+de+violen cia+simb%C3%B3lica.pdf/e7ac0172-133a-b721-45d6-cdd5a7a2cbfa>.

MEDINA BRAVO, Pilar, Mònica Figueras-Maz, y Lorena Gómez-Puertas, «El ideal de la madre en el siglo XXI. La representación de la maternidad en las revistas de familia», *Estudios sobre el mensaje periodístico*, n.º 20, 01, 2014.

«Para viajar lejos no hay mejor nave que un libro».

Emily Dickinson

Gracias por tu lectura de este libro.

En **penguinlibros.club** encontrarás las mejores
recomendaciones de lectura.

Únete a nuestra comunidad y viaja con nosotros.

penguinlibros.club

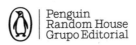